U0302232

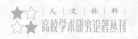

人文社科

高校学术研究论著丛刊

基于大健康视角的老年健康促进与管理研究

申晋波 著

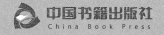

中国书籍出版社

China Book Press

图书在版编目 (CIP) 数据

基于大健康视角的老年健康促进与管理研究 / 申晋
波著 . –– 北京 : 中国书籍出版社 , 2022.3

ISBN 978-7-5068-8953-7

Ⅰ . ①基… Ⅱ . ①申… Ⅲ . ①老年人 – 保健 – 研究

Ⅳ . ① R161.7

中国版本图书馆 CIP 数据核字（2022）第 042830 号

基于大健康视角的老年健康促进与管理研究

申晋波 著

丛书策划	谭 鹏 武 斌
责任编辑	李国永
责任印制	孙马飞 马 芝
封面设计	东方美迪
出版发行	中国书籍出版社
地 址	北京市丰台区三路居路 97 号 (邮编：100073)
电 话	（010）52257143（总编室） （010）52257140（发行部）
电子邮箱	eo@chinabp.com.cn
经 销	全国新华书店
印 厂	三河市德贤弘印务有限公司
开 本	710 毫米 × 1000 毫米 1/16
字 数	218 千字
印 张	13.75
版 次	2023 年 1 月第 1 版
印 次	2023 年 1 月第 1 次印刷
书 号	ISBN 978-7-5068-8953-7
定 价	75.00 元

目　录

第一章　人口老龄化与健康

平均寿命的延长是社会进步的象征,也是社会发展的总趋势。1999年10月我国60岁以上的老年人口近1.3亿,占总人口的10.15%,已达到国际上老龄化10%的标准。截至2008年底,我国60岁以上老年人已达1.6亿,占总人口的12%;65岁以上人口已达1.1亿,占总人口的8.3%,标志着我国已完成了人口年龄结构的根本性转变,成为典型的老年型国家。过去十年间,老年人口平均每年增加311万人,从2009年开始又以每年800万人的规模递增,80岁以上高龄老年人开始以每年100万的速度增长。

第一节　人口老龄化的现状与发展趋势

一、中国人口老龄化现状

根据国家统计局发布的2015年人口抽样调查数据,大陆31个省、自治区、直辖市人口中,60岁及以上的老年人口规模达到22182万人,占16.15%,其中65岁及以上人口为14374万人,占10.47%。与2010年第六次全国人口普查相比,60岁及以上老年人口的比重上升了2.89个百分点,65岁及以上人口比重上升1.60个百分点。2010—2015年是1950年以来人口老龄化增幅最大的时间段,这表明中国的人口老龄化速度进一步加快。联合国公布的数据显示,世界目前超过23%的60岁及以上的老年人口生活在中国;2014年中国80岁及以上的高龄老年人已经超过2200万人。2014年9月公布的一份中国政府报告指出,与老年人相关的商品和服务占中国消费结构的8%,这个市场价值4万亿人民币。报告指出,到 2050 年,老年人消费将会占到国民生产总值的三分之一。①

人口老龄化已经成为中国人口的新常态,未来中国的人口老龄化将进入快速发展时期,人口的老龄化和高龄化趋势将进一步加重。近 10 年间,中国老年人口的失能率呈现上升态势。老年人失能风险的上升意味着他们对长期照料服务的需求进一步增加。60 岁的老年人在其剩余的近 20 年的生存时间中,有 2.53 年的时间处于生活能力受损、活动能力受限的状态,在这段时间内,他们需要接受来自家庭和社会的日常照料和专业护理服务。

人口老龄化是社会发展的必然结果,同时对一国的经济、社会、文化产生巨大的影响。特别是随着人口负担系数和赡养比率的提高,更使得由城镇家庭提供老年人照料的资源减少、功能弱化。因此,要能够满足老年人对于照顾服务的需求,首先必须了解中国城镇老龄人口的总量、趋势和特点,以期为老年人口的照料服务找到一条适合的道路。

二、中国人口老龄化发展的趋势预测

我国老龄化人口的发展趋势将取决于我国人口老龄化总的程度和我国老龄化发展速度双重因素。关于我国总人口的老龄化问题,所有预测均认为 21 世纪的中国将是一个不可逆转的逐步加深的老龄社会,并且 2021 年到 2050 年为加速老龄化阶段。由于 20 世纪 60 年代到 20 世纪 70 年代中期新中国的第二次生育高峰人群进入老年期,中国老年人口数量开始加速增长,平均每年增加 620 万人。同时,由于总人口逐渐实现零增长并开始负增长,人口老龄化将进一步加速。到 2023 年,老年人口数量将增加到 2.7 亿以上,主体构成将是我国 50～64 岁的人。到 2050 年,老年人口总量将超过 4 亿,老龄化水平推进到 30% 以上。2050 年后进入稳定的重度老龄化阶段。2051 年,中国老年人口规模将达到峰值 4.3 亿,约为少儿人口数量的 2 倍。这一阶段,老年人口规模将稳定在 3～4 亿,老龄化水平基本稳定。我国未来 60 岁以上老龄人口预测总量如图 1-1 所示。

---

① 王小同,诸葛毅,俎德玲.乡村振兴讲堂 老年健康管理 [M].杭州:浙江大学出版社,2021.

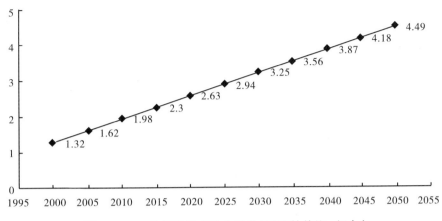

图 1-1　21 世纪我国老龄人口总量预测(单位：亿人)

　　我国近年来一直处于高速化,每年近 2000 万人口由农村转移到城市,农村人口持续减少,从而导致每年新增的老年人口数基本集中在城市,从数量上讲农村老年人口基本稳定,2006 年为 1.02 亿人,2007 年为 1.03 亿人,2008 年为 1.05 亿人,这三年农村老年人口基本稳定在一亿几百万左右,而全国每年新增老年人口数量约 600 万,基本集中在城市。但是,从比率上讲,由于农村人口总数减少,转移人口中年轻人比例更高,从而农村的老年人口率要大于城市,而且增加率可能也略高于城市。上述趋势可望在 2050 年之前大体保持稳定,由此可大概预测老年人口总量如图 1-2 所示。

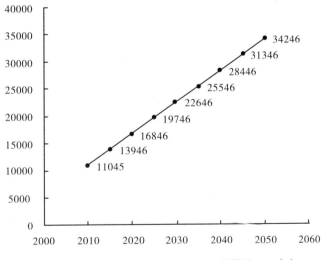

图 1-2　我国 60 岁以上人口数预测(单位：万人)

从图 1-2 我们可看出,未来中国老年人口将以居住在城市中为主,中老年人口所占全国老年人口比例将大幅增加,伴随生活水平提高及人均寿命的提高,80 岁及以上的"高龄老年人"所占比重将会逐步提高。根据预测,我国 80 岁及以上高龄老年人口将持续增长,到 2025 年,预计我国高龄老年人口将增长到 2800 万人以上,将有约 1900 万居住在城市。同时,由于女性寿命长于男性,其老龄人口女性比例也会增加。总之,我国老龄人口的总量和特征为我国发展带来了巨大的压力。

三、人口老龄化背景下社会化养老挑战与机遇

（一）中国进入老龄化社会面临的挑战

国际惯例认为,当一个国家或地区 60 岁以上老年人口占人口总数的 10%,或 65 岁以上老年人口占人口总数的 7%,即意味着这个国家或地区的人口处于老龄化社会。老龄化人口规模大导致出现一系列问题,如慢性病比率高(医疗、社保难题),居民养老金问题,农村人口进入老龄后依旧需要就业以维持生计,女性老龄化人口比例大等。我国从 2000 年开始进入老龄化社会以来,老龄人口的绝对数量不断扩大。

2015 年底,中国 60 岁以上的人口已经达到 2.1 亿。目前,中国 40% 的慢性病与老龄人口有关,85% 的死亡又与慢性病有关,这一数字远远超过了 60% 的全球平均水平。2000—2050 年是我国老龄化水平快速上升的阶段,其中 2020 年将是一个显眼的分界点,因为在 2021 年之前,老龄化速度虽然很快,但未来的 30 年这一数据将以翻倍的速度增长。而 2050 年之后,中国则处于严重的老龄化巅峰阶段,不管是老年人口的规模还是老龄化的程度都将达到顶端。

（二）人口老龄化背景下社会化养老机遇

1. 延长退休年龄探索

延长退休年龄即延迟退休,指的是我国结合其他国家在讨论或者是已经决定要提高退休年龄的实践,同时全方位考虑中国社会中人口结构的演变趋势、就业态势,从而针对退休年龄逐步进行延长或者是延迟退休所提出的制度。目前,国际上已经有很多国家都进入了老龄化社会。由于老龄化所带来的压力和巨大挑战,世界众多国家开始对社会养老保

障制度进行了一系列的改革,国外主要国家基本都在其原有制度的基础上多次对退休年龄进行调整,对退休年龄进行延长(表1-1)。

表 1-1　国外主要国家的退休年龄

国家	现行标准		第一步调整		第二步调整
美国	66		67(2000—2027)		70(提案)
英国	男 65	女 60	65(2011)		68(2024—2046)
日本	50		65(2006—2013)		
意大利	男 65	女 60	65(2018)		68(2050)
荷兰	65		66(2020)		67(2050)
匈牙利	男 62	女 61-62	男 65	女 64(2020)	男 69,女 68(2050)
捷克	男 62	女 59	男 63	女 59-63(2013)	65(2030)
韩国	60		61(2013)		65(2033)
丹麦	65		67(2024—2027)		
德国	65		67(2012—2029)		
西班牙	66		67(2013—2025)		
新加坡	62		67		
澳大利亚	男 65	女 60	65(2014)		
奥地利	男 65	女 60	65(2024—2033)		
法国	60		62(2010—2018)		
印度	58-60		60		
俄罗斯	男 60	女 55			
阿根廷	男 65	女 60			

注:表中括弧内的数字代表具体年份。(资料来源:整理自人民网:http://www.people.com.cn/.)

分析国外延长退休年龄的实践,我国得出如下结论:首先,中国关于延长退休年龄的研究,应该着眼于我国目前正处于社会主义初级阶段这个大的基本国情,经济、政治、社会各方面都有发展但发展不健全;应该以社会老龄化巨大挑战为背景,以解决养老基金缺口与财政压力、合理配置人力资源等问题为研究的核心;应该广泛调查广大人民群众的看法和心理倾向,坚持群众路线,从而合理地调整退休年龄,制定相关配套的一系列措施。其次,中国还应该实行"渐进式"的延长退休年龄,各国延长退休年龄的实践都是有一个长期的规划,而不是一步到位地直接进行延长。分时间段渐进式进行延长退休年龄,既是考虑社会大众的心理接受程度的体现,也是用发展的眼光来处理问题的体现。最后,延长退休年龄的实践还必须坚持公平的原则。

我国延长退休年龄的实践就必须要有一个公平的环境和建立完善一系列公平的制度。目前看来,我国长期以来实行的"双轨制"的改变则是这一原则的重要体现。我们必须要考虑公职人员和企业员工之间的公平,也要注意考虑城乡之间的公平,要注意各地区之间各不同类型职业之间的公平。

中国延长退休年龄的实践,必须要遵循相应的原则,要同时具备理论上和实际上的可行性和可操作性,我国关于延长退休年龄实践的基本原则是:分阶段、小步渐进、男女同岁。近年来社会上出现了各种关于延迟退休年龄的猜想,目前我国关于退休年龄"延5用10"(延长5岁用10年)的方案已经敲定,退休年龄延长的时间渐行渐明朗。

退休年龄的延长必然引发一系列改变和社会争议。因此,使我国退休年龄改革既符合理论又符合实际,达到社会整体目标和个人利益的一致,兼顾我国的就业情况,符合我国社会经济的持续健康稳定发展,必然要求我们进行相关配套措施的改革。我国坚持依法治国,立法是基础,是有法可依的前提。目前,我国退休制度的立法层次偏低,仍然属于行政法规。这样一来,我国退休制度及延长退休年龄的实施就缺乏坚实可靠的法律依据作为保障,因此必须加强立法,制定出确切的退休制度和相关法律并予以完善。

2. 老龄化社会人力资源代际合作研究

人口老龄化不只是中国的难题,更是世界各国共同面临的一个人口问题,为此,世界各国纷纷采取积极措施以应对人口老龄化所带来的社会和经济问题。在国外,关于促进代际合作的呼声日益高涨。早在1992年联合国在第47届大会通过的《老龄问题宣言》中就呼吁:"使老年和青年两代人合作,在经济、社会和文化发展方面共同实现传统和创新之间的平衡。"同时荷兰、日本、法国、美国、德国等国家都从很多个角度促进老年人的再就业工作,帮助老年人与青年人形成友好的合作关系,使老年人能真正融入工作环境。

再看国内,我国在探索如何充分开发老年人力资源的同时,将国外代际合作的成功实践经验运用到我国当前的实际情况中去,帮助老年人更好地实现再就业。

（1）老年人与青年人在劳动市场上的合作与互补

实现老年与青年两代人在劳动力市场上的合作与互补，需要全社会各方面都做出努力。首先，政府要制定相关的政策，完善市场机制，建立和规范老年人才市场。老年人寻找工作的途径可以分为中介机构、亲友介绍、招聘会、广告求职、自谋职业和其他等。老年人大多通过其他方式来寻找工作，60～64岁占到了47.71%，65岁及以上的更是达到了48.27%。而最常见的招聘会和广告求职的运用比率仅为4.81%和1.73%。这反映出我国老年人的再就业途径比较狭窄，老年人力资源市场的服务体系还有待完善。这就需要有关机构听取老年人的心声，将他们的意见反馈到老年人才市场的建设中去，建设真正为老年人服务的专属人才市场。

政府要鼓励青年人与老年人的合作与互补，出台相关的优惠政策，将老年人丰富的传统经验与年轻人的创新思维相结合，这一举动将会迸发出无穷的创造力。企业要为青年人与老年人的合作提供平台。在企业的文化中要将目光投入青、老年两代人的互相学习上，创造出兼备丰富的传统经验和灵活的创新能力的学习型组织。企业不仅要为两代的合作互补提供精神上的鼓励，更要为这一目标的实现提供物质条件。青年人要以端正的态度与老年人进行工作上的合作，以谦虚的心态，给予老年人足够的尊重。很多时候由于两代人思想上的差异和工作模式的不同，导致了两代人关系上的僵化，这需要两代人客观对待。老年人要以宽容、好学的态度与青年人进行工作上的合作与互补，以不卑不亢的合作态度与青年人进行合作。两代人在工作能力和经验上都各有优劣，所以要互相学习，优势互补。

社会相关组织也要为青、老年两代人的合作提供社会支持。可以组织关于两代人互相学习、协作的比赛活动，鼓励社会中的青年人和老年人参与其中，为两代人在工作中的合作互补提供良好的社会支持。要让代际合作成为人力资源管理体系中员工培训与发展的一项重要工作内容。员工的培训与发展关系着企业和员工的未来发展，企业管理者和员工都十分重视。代际合作具有很强的互补性，老年员工对于新技术、新知识的不了解，以及青年员工对于工作经验的缺乏，都将促使这一工作成为员工培训与发展工作中必须重视的部分。在社会不断发展的当下，不管是老年人还是青年人都要不断地学习，不断更新自己的认知，才能跟上时代的步伐。而二者互相学习合作,不管是对于青年人还是老年人都有益处。两代人的合作,是创新与传统的融合,是一种文化与知识的传递,也是对民族力量的巩固。

(2)发达国家就业代际合作

欧盟、日本和美国在促进老年人再就业、鼓励青年与老年的合作互补方面取得了不错的实践成果。这些经验对于缓解我国老年人就业率低下,加强青年和老年两代人的代际合作有很高的借鉴价值。下面我们就看看欧盟国家荷兰、我们的邻国日本是如何促进老年人再就业,并帮助青年人与老年人在工作上实现合作互补的。

荷兰的代际合作。为了应对不断加剧的老龄化状况,荷兰政府采取了一系列的政策措施,以缓解人口老龄化对劳动力供给、养老体制和经济增长等方面带来的冲击。希望能通过这些措施实现老年人力资源的充分利用,并帮助老年人就业者在工作中得到公平的对待,与年轻人在工作上和谐相处。

在荷兰,如果企业新雇佣 55 岁以上的劳动者,政府将免除企业本应支付的伤残保险税。相同地,对于老年就业者,荷兰政府也将为他们提供税收信用。荷兰政府的这一措施,有效地提高了老年人的再就业率。更多的老年劳动者参与到社会工作中,这就为企业中青年人与老年人的合作提供了物质保障。只有更多的老年人参与到工作中,代际合作互补才有可能性。就业年龄歧视是老年人再就业时面临的一个巨大社会阻碍。老年劳动者的就业意愿不高,与普遍存在的就业歧视有密切的关系。不管是企业管理者还是青年劳动者,他们中的很多人都认为老年人是一个工作效率低下的劳动群体。这也是为什么很多企业不愿雇佣老年劳动者,而青年人也不愿与老年人在工作上合作的原因。荷兰通过法律消除就业歧视,不仅能增强老年人主动寻找工作的积极性,企业也在雇佣老年劳动者的过程中,发现老年人在人生知识、工作经验方面有无法替代的地位,这也就增加了企业雇佣老年人的热情。企业对于青年人和老年人的平等对待,也将推动代际之间的歧视在企业中的消除。两代人将以平等、合作的关系在工作中实现互补、双益。

日本的代际合作。从 20 世纪 60 年代日本就开始进入老龄化社会。作为最早进入老龄化社会的国家,日本的老龄化程度是很严重的。日本被称为"银发之国",为了改善这一人口状况,促进经济和社会可持续发展,日本政府根据自身的实际情况,采取了一系列相应的政策、措施。

舆论在日本民众中间一直拥有强大的号召力,日本政府利用这一传统条件,近年来向老年人提出了"自主、自立、共同劳动、互相帮助"的口号,呼吁政府、社会以及个人在增加老年人的福利待遇,提高老年人的健康水平和帮助老年人再就业方面要舍得花钱和花心思。最近"让老年人加油"的口号也在日本出现,该口号旨在鼓励老年人努力工作,以缓解日本经济因为年轻劳动力不足所带来的困境。全社会,上至政府,下至企业、个人都将老年人的再就业视为能帮助国家经济走出困境的积极行为。尤其是在十分重视民族精神的日本,这一主张更容易得到老年人自己和其他社会成员的认可。

在全社会都统一这一认识的前提下,老年人再就业工作就更容易顺利地进行,从而在与青年人的合作中,青年人也能给予老年人更多的理解和帮助。老年人自身为了更好地参与到工作中去,与年轻人合作也是一个不错的选择,二者互相学习、协作。日本政府这一举措,虽然大幅提升了日本老年人的再就业率,但针对日本不断加剧的人口老龄化现状和对外来移民劳动力抵触情绪不减的日本社会,如何从根本上缓解劳动力短缺状况,实现老年人与青年人,尤其是与外来移民青年人在工作上的友好合作,是日本解决人口老龄化问题工作中必须解决的重要问题。

（3）中国人力资源代际合作思考

依据目前对于代际合作的领先理论知识以及外国的实践经验,我国可以根据自身的实际情况加以学习利用,以促进我国老年人的再就业和代际合作的发展进程。相关的启示可以归纳为以下几点。

依靠法律消除对老年人再就业的歧视。政府要建立和健全关于老年人平等就业方面的法律法规,消除就业的年龄歧视。平等、公平的社会就业环境,能提升老年人的就业积极性。当然新的法律法规在实施的过程中很可能会遇到一系列的阻力,这就需要政府坚定立场,保证法律能得到有效贯彻实施。荷兰政府在这方面为我们树立了很好的榜样。再加上我国国土广袤、人口众多,这为每一项法律法规的贯彻落实都增加了难度,这就要求我国政府建立、健全相关的监督机制,保证从中央到地方都能认真执行各项法律法规。

创造非全日制就业岗位。根据老年人身体状况等方面的特殊性,工作分享理论所倡导的非全日制就业制度,在我国有很大的可操作性。企业可以根据老年劳动者的身体状况和他们自身的就业意愿,与其协商劳动时间,而不是统一执行每天 8 小时的工作时间制。可以由两个或以上的劳动者分工完成一天的工作量,这样的灵活制度,不仅能增加老年人的就业率,还能增加青年人与老年人的合作机会。

提供专业指导。对于青年与老年两代人的合作,政府及相关的社会组织要给予一定的指导。两代人合作互补所涉及的知识、技能等内容是十分广泛的,可以涵盖人类文明的方方面面。而这种传统与创新之间的碰撞,必将迸发出更加强大的生产力。两代人如何在传统和创新之间实现相互学习,仅靠劳动者自身去摸索是缓慢的,这需要专业的相关组织机构在二者之间进行指导。相信这一举动不仅能加快代际合作的前行速度,更能增加代际合作的合作深度。

青年人要帮助老年人实现再就业,在工作中与他们互助合作,把在工作中向老年人提供必要的帮助当作自己应尽的义务。在这一过程中,青年人不仅能收获老年人传授的丰富人生知识和实践经验,还能帮助实现民族发展中对知识的传承与创新,为中华民族的伟大复兴贡献自己的力量。

3. 建设和完善社会养老服务体系是社会发展的必然选择

(1)建设社会养老服务体系是社会和人口发展的必然要求

我国是目前世界上老年人口最多的国家,人口老龄化呈现出发展迅速、规模巨大、持续时间长的特点。人口老龄化的加速将对中国社会经济发展产生广泛而深刻的影响,伴随人口老龄化而来的是老年人口中的高龄趋势日益凸显,失能老年人口和带病生存的老年人口相对比重和绝对规模逐年上升,老年人对于养老服务的需求持续增加。然而,与老年人的养老需求不断增加相伴随的是家庭规模缩小、养老功能弱化。此外,日趋激烈的社会竞争环境、现代社会紧张的工作节奏、频繁和大规模的流动与迁移,降低了成年子女提供养老服务的客观能力;而在现代西方文明侵蚀下,中国传统孝文化对子女的影响和约束不断淡化,代际关系渐趋平等,子女养老的主观意愿逐渐淡化。传统的家庭养老模式在现代中国社会难以为继。在人口老龄化趋势不断加剧的背景下,寻求家庭之外新的养老资源成为应对人口老龄化、维系社会稳定的重要对策。在家庭养老功能不断弱化的背景下,社会化养老将逐渐替代家庭养老,成为老年人最主要的养老方式。

在人们物质生活水平不断提高的背景下,老年人群内部的异质性增强,老年人经济状况的不断改善导致他们对于养老服务的购买力提高,老年人文化和健康素养的提高也使他们对于自身需求的认识更加敏锐和清晰,对满足各项养老需求的诉求更加强烈。上述诸多变化都将导致老年人对于养老服务在内容上要求更加丰富和多样化,在服务的水平上要求更加科学和专业化,对养老服务人员的要求也在不断上升。比如,对于患有各种慢性疾病的老年人的健康卫生服务,对不同程度的失能老年人的各项专业医疗护理和贴身照料服务,为处于抑郁状态下的老年人提供的精神交流和减压帮助,为不同健康状态下的老年人提供的营养饮食服务等,都需要服务提供者结合有需求的老年人具体状况,提供有针对性的专业化和人性化服务,这样才能够最大限度地满足老年人的需求,提高他们的生存质量。①

（2）计划生育政策使建设和完善社会养老服务体系更为迫切

随着独生子女成为家庭主力时代的到来,我国家庭规模呈小型化发展趋势。在子女培养和家庭养老等个人问题上,计划生育家庭承担了巨大的风险。据估计,计划生育家庭老年人已占老年人总数的30%以上。时至今日,计划生育家庭的子女已经长大成人,面临着照料家庭和生活、工作的多重现实压力,而他们的父母也逐渐跨入老年阶段,正需要子女在物质和精神上的双重支持和慰藉。计划生育家庭的老年人正面临着比其他老年群体更为现实、更为严峻的养老问题。

随着越来越多的计生夫妻进入老年,使他们获得充足的照料资源和养老保障成为关乎政府信誉的一项民生工程,同时对于促进社会和谐、稳定生育率也具有重要的作用。养老保障体系建设是中国人口老龄化过程中面临的最大挑战。随着城乡社会养老保险、最低生活保障等制度的建立和完善,老年人的经济支持逐步走向社会化,而生活照料、养老服务体系建设严重滞后。随着中国人口老龄化的迅速发展,如何建立和完善社会养老服务体系已经成为政府和社会关注的重点。

---

① 张丽.中老年健康管理全书[M].长春:吉林科学技术出版社,2008.

第二节　我国老年人存在的主要健康问题

在临床上对老年人心理健康问题的诊断应该建立在对老年人的生理、心理资料收集的基础上，了解老年人的疾病史、人格特征以及是否有家族精神病遗传等，并根据实际情况确定是否需要使用问卷等调查工具对其心理状况进行诊断鉴别。

一、抑郁和焦虑

抑郁和焦虑症状在老年人身上常常同时存在，使得老年人与青年人相比，抑郁症和焦虑症的鉴别诊断和治疗复杂得多。已有初级卫生服务部门完成了认知功能障碍（如痴呆和谵妄）的筛查工作，但对其他精神障碍是否也应常规筛查尚有争议。诸如老年抑郁量表、流行病学研究中心用抑郁量表、贝克抑郁调查表、宗氏焦虑量表、汉密尔顿抑郁评定量表、贝克焦虑调查表、广场恐惧症认知问卷之类的体系均是用来筛查，而不是用来诊断焦虑症或抑郁症的。与这些筛查体系相比，精神障碍的初级保健评定程序（Primary Care Evaluation of Mental Disorders，PRIME-MD）显得很繁冗，但仍不能用于定式调查会谈中，此体系包括一系列为方便快速诊断而设计的简短问题。伍利等发现在抑郁症的检查中，对 PRIME-MD 的两个问题之一做出肯定回答与使用相对详细的筛查体系基本是等效的。这两个问题的开始部分都是一样的："在过去的一个月中，您是否常常因为……而烦恼？"结束时，则分别询问"您感到沮丧、情绪低落或是绝望吗？"和"您做任何事情都没有兴趣或是没有愉快感吗？"治疗人员可能倾向于先对病人进行一项正式的筛查，但如果病人是老年人且因为心血管病发作、中风、骨折或住院而出现一些精神障碍，那么就应首先询问一两个筛查问题，然后再决定是否使用正式的筛查体系。

抑郁筛查体系对重度抑郁症非常敏感，但用于排除焦虑症的诊断时，特异性不是太好，此外可能会遗漏轻度抑郁症（仅仅有两项症状学标准持续 2 周时间）和心境恶劣（两种症状持续达 2 年时间）。由于诊断标准中规定抑郁症或者有心境低落或者兴趣缺乏,因而没有情绪抑郁并不一定就不是抑郁症。抑郁症的诊断比较困难,这是因为老年人患躯体疾病时也常常出现睡眠节律紊乱,精力缺乏,注意力不集中,食欲下降,想死。同样的,与惊恐大发作相比,继发于呼吸急促、心悸和头昏等而出现的突如其来的大难临头感在躯体疾病中更常见。只要简单地检查一下病人的症状就很容易发现惊恐障碍或与惊恐大发作有关的广场恐惧症的核心症状。

但是,当病人表现出无法解释的运动能力降低（移动缓慢、步态缓慢）,衣冠不整,不修边幅,不讲究卫生,对娱乐和家庭漠不关心,以及尽管有明显的异常表现却矢口否认时,治疗人员应高度警惕抑郁症的可能性。精神病性的抑扬常常容易被忽视掉,这是因为躯体症状、虚无的或偏执的妄想症状常被当作对日常生活过度担心的夸张表现。一些有妄想症状的抑郁病人可能会抱怨治疗没有效果,他们常常会产生无助感,或尽管过着花钱如流水的奢侈生活却坚信自己一贫如洗。另有一些病人则可能会坚信自己的某个重要器官不翼而飞或自己已经被确诊为癌症,只是治疗人员不以实相告罢了。有些病人觉得自己正在为过去的鲁莽行为或不光彩的家族仇恨而受到惩罚,还可以听到病人的可疑推理（"他们想得到我的房子"或"我一出门,他们就监视我"）,这时咨询与治疗人员需与陪诊者讨论以明辨真伪。[①]

二、老年痴呆

老年痴呆具有如下表现。首先,痴呆是一个进行性的衰退过程,这完全不同于儿童期的发育障碍,后者在成年后,病情是稳定的。其次,痴呆并非单纯的痴呆,而是合并有认知功能的损害,痴呆病人的学习和记忆能力功能均受损,并且至少有以下一项功能受损:交流能力、推理能力、计划和空间组织能力、维持警觉和注意的能力、调节和控制情绪的能力等,由此可将痴呆与纯粹的记忆障碍及失语症和中风中常见的交流障碍区分开来。再次,痴呆在早期和中期不会损害自知力。最后,老年痴呆是一个常见的症状群,它可以作为某些特定的病原体而致病,如作

---

① 王锴词.老年健康长寿全书 [M].长沙:湖南科技出版社,2009.

为神经系统梅毒的一部分而出现。总之,痴呆是一种进行性的、全面的认知功能的衰退,其严重程度已足以严重影响病人的健康和社会功能。

痴呆是一种与年龄相关的疾病。随着老年人口比例的增加,它在人群中的发病率和患病率都将增加。不同的性别、国家、种族,患病率的差别很大,对于这一点,至今仍无很好的解释。女性的患病率高于男性,这并非说女性的发病率高,而是反映出女性生存能力较高、较长寿。此外,尽管心血管疾病患者的存活率已大大提高,但可以预见,与此相关的痴呆也将增加。在受教育程度比较低的少数民族,痴呆的患病率亦较前有所增加,但上升幅度可能与总人口无关。

虽然脑组织病理检查是确诊阿尔茨海默病的最根本标准,但通过询问病人的病史、家族史及医学检查后,在被怀疑为阿尔茨海默的病例中,有 90% 的人可以被确诊。这些可疑病例常常症状不典型,但又无法归入其他诊断。用于辅助诊断的实验室常规检查包括全血细胞计数、血生化、梅毒血清血化验、血 TSH(甲状腺素释放刺激激素)、维生素 B12和叶酸水平及心电图检查。此外,根据病史和躯体检查情况,还可以进行胸部透视、HIV 病毒监测、莱姆病检查。如果病人有昏厥症状和被怀疑有癫痫,还应做脑电图检查。诊断时,还要注意看一下病人曾服用的处方药和非处方药及其吸烟和饮酒的情况。

考虑到病人的自主意识非常薄弱,咨询与治疗人员首先应从病人家属那里了解情况,然后再与病人面谈,进行精神状态检查,并讨论初步的检查结果,最后咨询与治疗人员还需要与病人及其家属一起讨论治疗方案。认知检查时,病人家属应回避,这样做一方面可以避免病人注意力分散;另一方面,由于一些检查项目涉及的问题可能是病人不愿意让其家人知道的,如果家属在场,可能会引起病人尴尬。治疗人员与病人面谈时,可以与病人讨论一下检查结果,并提出中肯的建议。此外,在与病人家属互通信息之前,应征得病人的同意,这些都是有用的,可以增加病人在整个家庭护理过程中的自主性,从而改善其治疗的依从性,避免病人表面听从而实际抵触的情况。

但是,有些病人非常紧张、多疑,以至于无法对他进行单独检查,也无法当着他们的面讨论检查结果和提出建议,在这种情况下,咨询与治疗人员就要充分运用自己的智慧和真诚,努力争得病人的同意,然后再让其参与检查。检查中需要病人主动谈出自己的认识错误,因而对护理的要求是尽量使病人放松,尽量为准确地进行检查提供一个良好的氛围。

三、睡眠障碍

睡眠节律紊乱和睡眠不踏实在老年人中非常常见,老年人还常常抱怨醒后仍然十分疲劳。失眠或睡眠不踏实持续数日,常是由急性疾病或生活事件引起的,但若持续3周,则提示为睡眠障碍,这时病因常常十分复杂。因此,症状持续时间无论对诊断还是对治疗均十分重要。强迫性担心睡眠、饮酒和服用镇静剂等可以是失眠的起因,也可以是失眠的后果。出现短暂的睡眠问题时,若采取自欺欺人的解决方式,如延长待在床上的时间、取消规律的作息时间安排等,很可能会适得其反,导致持久的睡眠问题。诊断原发性失眠时必须排除精神疾病、躯体疾病和药物反应,若仅是作息时间安排欠当,则不能用此来解释病人社会功能和认知功能的损害,原发性嗜睡和白天过度困倦的排除标准同原发性失眠相似,但此病有时与夜间肌阵挛(周期性腿部的活动)、不宁腿综合征、睡眠窒息(呼吸停止)和打鼾等有关。周期性腿部活动综合征常常与失眠和醒后疲劳有关,并且有随着年龄增长而加重的趋势。诊断时要求症状引起功能损害的时间达一个月或更久。

在诊断老年睡眠障碍时,单方面听取病人自己对睡眠史的叙述是不够的。若病人有配偶或其他人可目睹病人的睡眠情况,应向这些人询问病人是否打鼾,是否白天过分瞌睡,是否在睡眠中出现呼吸暂停(窒息),起床后是否出现意识混乱和攻击行为。若病人存在呼吸功能异常和行为紊乱,为确切诊断,应进行多导睡眠扫描检查(记录心率和呼吸的情况)和脑电图检查。

第三节　影响老年人健康的主要因素

人的生存与社会有密切的关系,人的基本需要无不与社会环境息息相关。老年人的心理健康,既与其自身的生理性退化,病理性改变,个人的思想修养、道德观念、心理素质有关,更与其社会环境因素密切相关。那么,哪些社会问题最容易影响老年人的心理健康呢?大致有以下问题。

一、离退休

离退休是人生历程中的重大转折之一。老年人离退休后,由于社会角色的改变、经济收入的降低、朋友交往的减少、生活上的单调等因素,在心理上常会产生一种茫然若失的感觉,特别是原先居于领导岗位的老人,昔日门前车水马龙,室内高朋满座,如今门可罗雀,冷冷清清,在心理上造成的失落感超过一般离退休工人、职员。这种寂寞和无所适从的心理情绪,使他们感到难以适应。若不善于自我调适,就会产生失望、冷漠、沮丧、过激、焦虑、怨恨、愤怒、忧伤、恐惧、烦恼等消极情绪和不良心理,甚至感到生活无聊乏味,精神萎靡不振,以致出现精神疾患。

二、配偶死亡

老夫老妻在一起甘苦与共,朝夕相处,共同生活了几十年,彼此相依为命,相濡以沫,互相关怀,互相照顾。如果突然一方不幸去世,无疑会使活着的一方极度的悲伤,在精神上是个沉重的打击。在心理上受到这一严重刺激,势必影响身心健康。

三、家庭矛盾

老年人离开了工作岗位,家庭就是他们唯一的温馨港湾。这时,如果家庭成员彼此关系紧张,经常为住房、吃穿、经济问题,或老伴生病,或子女婚姻纠纷、离家出走、高考落榜、失业下岗及发生其他意外,就会劳心伤神,担惊受怕,焦虑不安,引起头痛失眠,不思饮食,继而产生抑郁心情,难以摆脱困境。

四、经济问题

老年人退下来以后,经济来源减少,加之有些单位经济效益不好,不仅医疗费用得不到保证,甚至连退休金也不能按月足额发放,因此往往为经济拮据而担心、发愁。为了防止日后生病无钱医治及"久病无孝子"的不幸遭遇,在日常生活中尽量省吃俭用,不肯乱花一分钱,甚至因过分珍惜破旧物品而显得吝啬,尤其是那些经济特别困难的老人,所遭受的影响就更加严重。如果再因钱物被盗被骗,财产意外损失,就会加重精神创伤,有的甚至痛不欲生,严重影响身心健康。

五、天灾人祸

老年人最害怕天灾人祸和社会动荡不安,为生活得不到保障而提心吊胆,以致吃不好、睡不安,抵抗力下降,易患疾病。当今社会虽然比较稳定,但由于人口的增长而产生了一系列问题。大量农村人口涌向城市,导致住房拥挤、就业困难、车辆增多、交通阻塞、秩序紊乱、治安较差、刑事犯罪频频发生。在农村,由于森林被砍伐,水土保持遭到破坏,生态失衡,灾害频发,群众深受其害,老年人更难承受这种打击。

六、名誉问题

个人生活在世界上不单单是为了衣食住行、吃饱穿暖,还有一个需要受到人们尊敬的问题。尤其在老年人中的知识分子或其他一些特殊阶层的老人,认为自己在过去的几十年生活中,或多或少为社会、为家庭、为子女做了些好事,应该受到社会和子女的尊重。如果这一需求也得不到满足,甚至受到社会和子女的鄙视和唾弃,他们就会产生被遗弃感和失落感,进而危害身心健康。

第四节　树立健康新概念,寻求健康人生

以增强健康意识、掌握健康知识和技能、提高自我保健能力为基础的健康理念和健康管理的医疗保健服务模式,正在成为人们新的健康追求,也是一种新的健康文化。

一、全方位诠释健康

健康的概念及其含义在不断变化。旧的观念认为,健康就是"不生病"或"不虚弱",这种仅限于生物学的健康概念早在 20 世纪中期就被否定。随后,由最有权威的世界卫生组织(WHO)在其宪章中提出了新的健康概念:"健康不仅是没有疾病和虚弱,而是身体、心理、社会的完全健康状态。"从生物—心理—社会三维组合的健康概念来看,健康包括三个层面的含义:一是从生物角度检查器官功能和各种指标基本正常,无疾病、无体弱,能精力充沛地生活和工作;二是从心理精神角度看有无控制不良情绪的能力,能否正确对待外界的影响和处理人际关系,以保持心理平衡的状态;三是从社会角度看其社会适应性,是否具有为社会作贡献的能力,社会幸福或者说社会适应能力完好。在健康的三个方面中,人们对心理健康的重视远不及生理健康,而对社会适应能力的认识又不如前两者。事实上,生理健康、心理健康和社会适应能力这三者是互相影响、互相依存、互相渗透的,缺一不可。

没有生理健康,人的生命将不复存在;生理健康的水平在很大程度上取决于心理健康的水平,心理健康能促进生理健康;社会适应能力和生理健康能促使心理平衡,使人主动地适应社会环境和不同的生活条件,既有利于健康,又有利于人生价值的实现和事业的成功。现代化社会的人们对健康又有新的需求,健康概念又有新的发展,1990 年 WHO 对健康概念的阐述是:在身体健康、心理健康、社会适应良好和道德健康四个方面皆健全,更强调健康内涵中主观因素的意义在于发掘其中的道德意蕴。这种四维组合的健康概念是一个整体的、积极向上的健康观即健康的四个圆圈(图 1-3)。由于人是很复杂的综合性整体,寻求健康是一个不断进行和适应的过程,而不是一个静止的状态。以此构成人类健康的完整系统,并郑重说明了健康是一个社会概念。现代的健康观由过去衡量"健康"只有"不生病"这个尺度(称为"一维健康")发展到"多维健康"。这种全面的、科学的新健康观,必将给中老年朋友在健康促进及早防范中老年常见疾患带来极大的益处。

案,进行追踪服务,以帮助中老年人预防或延缓疾病的发生,维护、促进健康。

四、倡导健康促进,提高健康素质

以健康促进为主的健康服务,已是解决当今社会主要公共卫生和人群健康问题的首选对策,具有全程预防的战略地位和作用。健康促进是健康教育发展的高级阶段,最有效、最恰当的健康教育重点在社区。通过教育、政策、组织、法律和经济等手段,发挥个人、家庭、社会的健康潜能,促进人们提高和改善自身的健康状况。健康促进指导下的疾病预防控制、改善健康状况,已非单纯的医疗卫生服务,而是卫生部门和非卫生部门对健康需求和有利于健康的积极行动和共同责任。健康促进的切入点是群体健康、生命全程健康,重点是对那些导致亚健康和慢性病的生活方式、行为、风俗、习惯和有害的社会及自然环境进行强有力的干预和管理,以预防疾病,促进人类健康,提高生活质量。

对于中老年人来讲,了解健康促进的意义在于:参与创建并享有安全的、满意的生活、工作环境,以消除环境对健康的影响;接受健康信息、健康教育和行为指导,促进个人发挥健康潜能;掌握保健技能,提高个人做出健康选择的能力,以更好地控制和改善自己的健康状况,主动地去应付可能出现的各种健康问题和对疾病进行防治。这样,不但能减少各种疾病的发病危险和防止疾病的加重,还有利于维持中老年人健康的可持续发展,提高生活质量,增强家庭、社会的和谐和稳定,减轻因疾病而给家庭、社会带来的经济负担。

五、迈向健康老龄化

健康老龄化是人类面对人口老龄化的挑战而提出的一项战略目标,是 1990 年 9 月世界卫生组织在哥本哈根会议上提出的。对“健康老龄化”含义的认识,主要有五个方面。

一是“健康老龄化”的目标是让老年人口群体的大多数人达到健康长寿。

二是“健康老龄化”不仅体现为寿命长度,更重要的是生命的质量。

三是人类年龄结构向老龄化转变,既要求有相应的“健康转变”来适应,又要求把健康的概念引申到社会、经济和文化诸多方面。

四是"健康老龄化"是一项既包括医疗卫生,也包括一切与人类生存条件有关学科的系统工程。

五是人口老龄化是一个过程,要从个体和群体的各个年龄阶段实施健康干预,不仅涉及老年人,也对全民健康提出更高的要求,没有健康的青少年人、中年人,健康的老年人只是奢谈。

所以,健康老龄化是全民健康状况改善的集中表现,达到"健康老龄化"的最终目的:一方面能够使更多的老年人更长时间地参与社会经济发展,创造更多的物质精神财富;另一方面能够延迟老年人疾病的发生,节约医药费用和卫生资源,减轻家庭与社会的经济负担,在面对老龄化特别是高龄化的挑战中有重要作用。

实现健康老龄化,要坚持政府主导、预防为主,推行健康管理和健康促进,营造积极健康的有利于人生活的环境,控制各年龄组不健康人的比例,制定并实施包括从妇幼保健一直到老年保健在内的全民健康管理和健康促进方案,建立适合中老年人的良好社会环境和医疗卫生服务模式,实现健康方面的平等。就中老年人个人来说,主要是通过自主健康管理的方法和中医"治未病"的思想,预防疾病的发生与发展,拥有和保持健康,提高生活质量。

目前,国际老龄化理论又有新发展,2002年4月在西班牙举行的第二届国际老龄大会上倡导开展"积极老龄化",并以此作为老龄行动的战略口号。"积极老龄化"包含了健康、参与、保障三项重要内容,也就是说"积极老龄化"不仅是要让老年人树立积极、进取、乐观、向上的生活观,保持身心健康,提高健康的预期寿命和生活质量,而且要让他们作为家庭和社会的重要资源,能够融入社会,并作为享有充分权利的公民参与社会发展。

第二章 老年健康促进与管理综论

健康管理是指对个人或人群的健康危险因素进行全面检测、分析、评估以及预测和预防的全过程,其宗旨是强调个人及集体的积极性,有效地利用有限的资源来实现最大的健康改善效果。作为一种服务,其具体做法是对个人健康状况的动态变化信息进行评价和为个人提供有针对性的健康干预指导,让大众有条件和机会采取科学行动来改善自己的健康状况。

第一节 老年健康促进与管理的内涵

一、健康促进的内涵

2016 年 8 月,我国首个研究老年运动健康问题的国家级专业学术团体——中国老年学和老年医学学会运动健康科学分会在上海体育学院成立。中国老年运动健康科学分会的成立与中国卫生与健康高规格大会的主题遥相呼应,积极响应中央"把人民健康放在优先发展战略位置"的思想。

参加本次成立大会的都是来自全国各大体育院校、体育科研机构、师范院校体育系院、综合大学体育部、医疗机构及其他大学、科研机构从事运动健康科学研究的人员,共有 82 人当选为首届理事会成员,充分体现了体医结合的运动健康促进的思想。[1]

---

[1] 李彧钦.老年服务与管理概论 [M].北京:中国财富出版社,2018.

（一）健康促进内涵

"健康促进"一词早在 20 世纪 20 年代就出现于公共卫生文献,十多年来才引起广泛的重视。随着健康促进在全球的飞速发展,其内容范围不断扩大,出现了对健康促进的不同定义,但目前国际上比较公认的有两个。

一是 1986 年在加拿大渥太华召开的第一届国际健康促进大会发表的《渥太华宪章》中指出的:"健康促进是促使人们提高、维护和改善他们自身健康的过程。"这一定义表达了健康促进的目的和哲理,也强调了范围和方法。

另一定义是劳伦斯·格林(Lawrence W. Green)教授等提出的:"健康促进是指一切能促使行为和生活条件向有益于健康改变的教育与生态学支持的综合体。"

（二）健康促进理论的产生

1978 年 9 月,世界卫生组织和联合国儿童基金会召集了一百多个国家的代表,同世界卫生组织、联合国儿童基金会建立正式联系的专门机构及非政府组织的 67 名代表来到哈萨克苏维埃社会主义共和国(现哈萨克斯坦共和国)首府阿拉木图,参加国际初级卫生保健会议。

会上明确了初级卫生保健的概念,交流了发展经验,并发表了全球卫生工作具有重要里程碑意义的《阿拉木图宣言》。宣言中提出的初级卫生保健内容和策略,可以认为是健康促进理论的雏形。

1986 年 11 月,世界第一届健康促进大会在加拿大渥太华召开,会议发表了世界第一届健康促进大会宣言——《渥太华宪章》,《渥太华宪章》的发表,标志着健康促进理论的建立,使健康促进在全球迅速得到发展。

（三）健康促进的发展

1.20 世纪 90 年代健康促进的发展

1991 年在瑞典的松兹瓦尔召开了第三届全球健康促进大会,主题是创造健康的支持环境。与健康领域发展相呼应的是公众对于全球环境恶化关注的与日俱增。世界环境和发展委员会在它的报告《我们共同的未来》中清楚地表达了这种忧虑,它对于迫在眉睫的如何持续发展的问题提出了一种新视野。会议号召全世界人民积极行动起来,创造一种对健康更为支持的环境。将今天的健康和环境问题综合考虑时,大会指出,当今成百万的人民居住在极其贫困和日益恶化的环境中,既威胁到他们的健康,又使得 2000 年人人享有卫生保健的目标难以实现。要根本解决此问题,必须使环境,包括物质环境、社会经济环境和政治环境等都能有助于健康,而不是有损于健康。

第四届全球健康促进大会于 1997 年在印度尼西亚首都雅加达召开,会议主题是"新世纪中的新角色:健康促进迈向 21 世纪——面临发展健康的国际策略的紧要关头"。第四届健康促进大会是第一次在发展中国家召开的,也是第一次有私人部门参与支持健康促进。它也提供机会以阐明什么是有效的健康促进,再次检验了健康的决定因素并确定面向 21 世纪健康促进挑战所需的方向和策略。

(1)提高对健康的社会责任感。决策者必须明确承诺社会责任,官方和私人部门必须通过政策和实践以促进健康。

(2)增加健康发展的投资。提高对健康发展的投资确实需要采用多部门的方法,包括增加教育资源、住房以及卫生部门的投资。只有加大对健康的投资和调整现有资源的分配——国家内和国家之间,才能有潜力积极推动人类发展,提高健康和生活质量。

(3)巩固、扩大健康领域中的伙伴关系。伙伴关系是指通过分享健康的专业知识、技能和资源以达到相互得益。

(4)提高社区能力并赋予个体权利。健康促进需要由群众自己执行,并与群众一道共同开展,而不是居于群众之上,或居于群众之外。它增强个体和群体、组织或社区开展活动的能力,以影响健康的决定因素。

(5)保证健康促进所需的基础设施。为保证健康促进所需的基础设施,必须建立地方、国家和全球的资金新机制。必须发展鼓励机制以影响政府、非政府组织及教育部门和私人机构的行动,以保证最大限度地动员社会资源用于健康促进。

2.21 世纪以来健康促进的发展

第六届全球健康促进大会于 2005 年 8 月在泰国曼谷举行,大会主题是"政策与行动伙伴:解决健康的决定因素"。会议通过了《曼谷宪章》,宪章进一步强调健康促进以基本人权为基础,倡导在没有任何歧视的条件下,享有应有的健康标准是每个人的基本权利。

"宪章"还进一步指出,健康促进是公共卫生的核心功能;要把促进健康列为全球发展中心地位,把促进健康作为所有政府部门的基本责任;把促进健康作为社区和民间社会重要的关注点;把促进健康作为一项良好合作实践的要求,从而实现健康为人人的目标。

3. 健康促进的发展趋势

随着健康促进在全球的飞速发展,它所体现出来的重要性越来越受到全世界人民的重视。健康促进已经逐步渗入卫生工作的各个领域之中,它对提高人类的健康水平发挥了积极的作用,并取得了显著的效果,但健康促进依然是人类面对的一个重大课题,健康促进的任务依然十分艰巨。

(1)对人口老化引发问题的研究

据联合国统计,1950年全球大约有60岁以上的老年人2亿,1975年上升到3.5亿,到2000年增加至5.9亿,预计到2025年可达11亿。那时全世界老年人将占世界总人口的13.7%。老年人不断增加必然带来许多问题,主要是慢性非传染性疾病。预测今后肺癌、冠心病、脑卒中、慢性阻塞性肺病以及意外伤害等疾病的发生率和死亡率将会有不同程度的增加。人口老化是人类发展不可抗拒的一种趋势,但我们可以通过健康促进去降低上述疾病的发生,提高老年人的生命质量。[①]

(2)对"新型传染病"所引发问题的研究

所谓"新型传染病"是指通过不良行为、生活方式,如吸烟、酗酒、缺乏体育锻炼、情绪过度紧张、不良性行为以及环境的污染引起的各种疾病。这些疾病可以通过不同的方式传播,其危害是很大的。例如性病20世纪的六七十年代在我国曾一度销声匿迹,近二三十年来,其发病率剧增。随着经济的不断发展,人们的物质生活水平日益提高,但许多人不注重膳食的平衡,营养比例失调,导致引起像肥胖、高血压、高血脂和冠心病等的日益增加。对于缺乏必要的营养卫生知识以及各类健康知识的问题,必须加强健康促进的宣传。

---

① 郭嘉.中老年人健康生活知识[M].合肥:合肥工业大学出版社,2010.

二、健康管理的内涵

（一）健康的概念

世界卫生组织关于健康的概念不断完善。1948 年世界卫生组织宪章中首次提出三维的健康概念："健康不仅仅是没有疾病和虚弱，而是一种身体上、心理上、社会上的完好状态。"1978 年 WHO 在国际卫生保健大会上通过的《阿拉木图宣言》中重申了健康概念的内涵，指出"健康不仅仅是没有疾病和痛苦，而是包括身体、心理和社会功能各方面的完好状态"。在《渥太华宪章》中提出："良好的健康是社会、经济和个人发展的重要资源。"1984 年，在《保健大宪章》中进一步将健康概念表述为："健康不仅仅是没有疾病和虚弱，而是包括身体、心理和社会适应能力的完好状态。"1989 年 WHO 又进一步完善了健康概念，指出：健康应是"生理、心理、社会适应和道德方面的完好状态"。

（二）健康管理范畴

老年体育与健康管理属于健康管理的范畴，是健康管理的重要组成部分。我们建立的老年体育与健康管理闭环指导管理体系由个人身体机能指标检测、多指标个体健康状况、多渠道亚健康干预指导、干预工程监控、身体机能指标的再检测等组成，他们构成了老年体育与健康管理的功能内涵。

1. 健康机能指标检验

健康机能指标检验可以解决个体运动能力指标和生物物理指标的快速、动态、廉价测试问题，实现对个体机能指标体系中各参量的变化量监测和分析管理。身体机能测试系统可检测五大指标体系（身体形态、肌肉力量、心血管代谢、身体灵敏与协调控制、运动心理），其中身体形态包括身高、体重、骨密度、人体成分精细分析等指标；肌肉力量包括特定肌肉（肌肉群）的爆发力和持久力等指标；身体灵敏性与协调控制包括静止平衡力、动态平衡力、身体柔韧性（坐位体前屈）、神经反应时、动作完成时等指标。

2. 体育指导服务管理

体育指导服务管理是提高老年体育健身活动科学性的保证。社区与农村老年体育事业要顺利发展,需要有大批掌握社会体育工作和知识技能的人才(社会体育指导员)在社区进行指导服务工作。这一群体是社区与农村体育服务的主要力量,从事健身指导、健身咨询和运动处方等工作,对提高社区老年体育健身活动的科学性具有重要作用。

三、老年健康管理与促进的必要性

老年人在面对生活物价高速增长的同时,还要面对医疗费支出的持续增长,而其收入的主要来源则是养老金,来源面相对较窄,收入也较少。面对持续增长的医疗费用,老年人的医疗负担更为沉重。

现有的医疗卫生保健服务已基本在超负荷运转,而且针对大部分老年人的卫生服务都是在狭隘的健康、疾病认识基础上开展的,这并不利于为老年人提供优质的健康管理服务和建立科学合理的老年人健康管理模式。

所以,针对目前老龄化及医疗负担日益加重的情况,政府在加大投入增加社会保障费,建立基本卫生服务和社区卫生服务体系的同时,进行有效的老年健康管理具有十分重要的意义。

第二节　老年健康促进与管理的内容与步骤

一、老年健康促进与管理的内容

健康与促进管理的基本策略是通过评估和控制健康风险,达到维护健康的目的。而老年健康管理则是在针对老年生理、心理及患病特点的基础上,开展健康信息收集、健康风险评估和健康干预,旨在提供有针对性的个性化健康信息来调动个体降低本身健康风险的积极性,同时根据循证医学的研究结果指导个体维护自身健康,降低已经存在的健康风险。

研究发现,冠心病、脑卒中、糖尿病、肿瘤及慢性呼吸系统疾病等常见慢性非传染性疾病都与吸烟、饮酒、不健康饮食、缺少体力活动等几种健康危险因素有关。慢性病往往是"一因多果、一果多因、多因多果、互为因果",各种危险因素之间及与慢性病之间的内在关系已基本明确(如图 2-1)。

慢性病的发生、发展一般有"正常健康人—低危人群—高危人群(亚临床状态)—疾病并发症"的自然规律。从任何一个阶段实施干预,都将产生明显的健康效果,干预越早,效果越好。

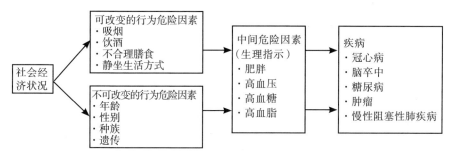

图 2-1　常见慢性病及其共同危险因素之间的内在关系

老年健康与促进管理的基本内容有以下六种,它们是生活方式管理、需求管理、疾病管理、灾难性病伤管理、残疾管理和综合的人群健康与促进管理。

二、老年健康促进与管理的步骤

老年健康与促进管理是一种前瞻性的卫生服务模式,它以较少的投入获得较大的健康效果,从而增加医疗服务的效益,提高医疗保险的覆盖面和承受力。一般来说,老年健康与促进管理有以下四个基本步骤。

第一步是了解和掌握个人健康,开展健康状况检测和信息收集。只有了解个人的健康状况才能有效地维护个人的健康。因此,具体地说,第一步是收集服务对象的个人健康信息。个人健康信息包括个人一般情况(性别、年龄等)、目前健康状况、慢性疾病的患病情况和疾病家族史、生活方式(膳食、体力活动、吸烟、饮酒等)、体格检查(身高、体重、血压等)和血、尿实验室检查(血脂、血糖等)。

第二步是关心和评价个人健康,开展健康风险评估和健康评价。根据所收集的个人健康信息,对个人的健康状况及未来患病或死亡的危险性用数学模型进行量化评估。其主要目的是帮助个体综合认识健康风险,鼓励和帮助人们纠正不健康的行为和习惯,制订个性化的健康干预措施并对其效果进行评估。

第三步是改善和促进个人健康,开展健康风险干预和健康促进,进行健康干预。在前两部分的基础上,以多种形式来帮助个人采取行动、纠正不良的生活方式和习惯,控制健康危险因素,实现个人健康与促进管理计划的目标。与一般健康教育和健康促进不同的是,健康与促进管理过程中的健康干预是个性化的,即根据个体的健康危险因素,由健康与促进管理师进行个体指导,设定个体目标,并动态追踪效果。如健康体重管理、糖尿病管理等,通过个人健康与促进管理日记、参加专项健康维护课程及跟踪随访措施来达到健康改善效果。一位糖尿病高危个体,其除血糖偏高外,还有超重和吸烟等危险因素,因此除控制血糖外,健康与促进管理师对个体的指导还应包括减轻体重(膳食、体力活动)和戒烟等内容。

第四步是紧急医疗救助。对于老年人,因为其自身身体机能衰退,活动能力、生理代偿能力逐渐减弱,合并多种慢性疾病,加之我国目前空巢老人增多,所以紧急救助功能的保证十分重要。发生意外时,患者可以通过紧急救助求助设备发出求助信号,健康服务提供端即可通过安全监控等一系列设备及时进行介入干预,了解求救者情况,有针对性地予以通知家属、提供接诊等医疗帮助,保障老年人的生命安全。

老年健康与促进管理的四个步骤可以通过互联网服务平台及相应的用户端计算机系统来帮助实施(如图2-2)。应该强调的是,健康与促进管理是一个长期的、连续不断的、周而复始的过程,即在实施健康干预措施一定时间后,需要评价效果、调整计划和干预措施。只有周而复始,长期坚持,才能达到健康与促进管理的预期效果。

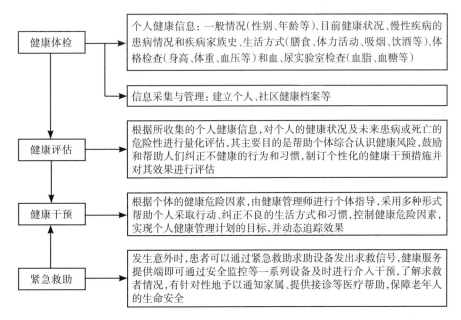

图 2-2 老年健康与促进管理工作流程图

第三节 老年健康促进与管理的方法

健康促进是一门新兴的综合性学科,它涉及医学普通专业的知识,又涉及社会科学、卫生勤务学、卫生管理学、人文科学和环境建筑学。因此,在开展健康促进时要充分应用卫生统计知识、流行病学资料分析方法以及心理学干预等方法和手段。

一、流行病学调查方法

通过调查掌握有关老年人的第一手资料,是开展健康促进的重要组成部分。流行病学调查是健康促进最常用的调查方法,分为描述性调查和分析性调查,描述性调查包括现况调查和社会调查,调查的内容有某一地点或某一人群的健康状况和疾病发生情况,以及环境、卫生资源、饮食习惯等方面的情况。分析性调查包括前瞻性调查、回顾性调查和横断面调查。

前瞻性调查是由原因到结果的调查,回顾性调查是从结果到原因的调查。如把健康促进看作一种因素,某一干休所为健康促进组,另一条件相似的干休所为对照组,观察干预对两组人员认、知、行或疾病发生率等有何差异,由此判断健康促进与老干部健康之间的因果关系,这种调查研究就属前瞻性调查。而回顾性调查是一种从结果到原因的调查,在一定时间内,选出一组有某种疾病(或某种行为)的人,再选出一组没有某种疾病(或某种行为)的人,回顾调查他们过去暴露于某种或某些因素的情况,如果两组的暴露的确有差别,即可以认为所研究的疾病(或行为)与暴露因素有关。[①]

调查设计中应解决的问题有:

调查目的在健康促进中,调查的目的是揭示危险因素与某病的联系,该疾病在人群中分布特点及变动趋势,从而不断改进实施策略,达到老年人健康促进和健康保护的目的。

调查指标一定要把调查目的具体化为指标。调查目的是选定调查指标的依据,而调查指标是调查目的的体现。选用指标的原则:结合需要与重点突出,精选灵敏度高、特异度高、有客观检查依据的指标。

调查对象和观察单位按调查目的与指标确定调查对象,即划清调查总体的同质范围,特别是为了解总体参数时尤为重要。组成总体或样本的个体,称为观察单位。观察单位可以是一个人、一个家庭、一个单位,亦可是采样点或人次等。

调查项目按调查指标确定调查项目,它分备查项目和分析项目。分析项目直接用于计算调查指标所必须的内容;备查项目是为了保证分析项目填写得完整、正确,便于检查和补漏,常不用于分析。调查项目要精选,简便明确,分析项目一个不少,备查项目也不宜多。

调查表内容包括调查对象的一般情况,统一观察的标志(统计指标所需要的项目),调查者的项目。调查表分为一览表与卡片。一览表用于项目少的调查,每张一览表可有多个观察单位。卡片用于项目多的调查,一卡仅填一个观察单位。当视察单位多,分析项目多,内容复杂时可设计编码调查表。

搜集资料方式有直接观察法和采访法。前者是调查人员到现场对

---

① 陈露晓.老年人心理卫生与保健[M].北京:中国社会出版社,2009.

被调查对象进行观察、检查、测试或计数来取得资料,比较真实、可靠,但需较多人力、物力。采访法,有访问、信访、开调查会等形式。采访法节省人力、财力,但有可能失访,存在被调查者对调查问题理解程度等问题。

组织计划。组织、宣传、进度、培训、分工与联系、经费预算、调查表与资料准备,资料的完整性、正确性检查制度等。大规模调查前应试查,现场调查中应及时总结,发现问题,及时改进;抓紧原始资料检查和纠正,保证资料:齐——项目、观察单位无遗漏、空缺;清——字迹清晰、工整;定——既定的数据准确。

整理分析计划。制定预期分析事项,原始资料复核、汇总,指标计算方法与图表设计等。设计时要考虑分组、设计整理表、归组方法等。

调查方法。欲了解参数,可用普查或抽样调查;拟说明事物的典型特征,可用典型调查;若研究事物的相关联系,可用病例——对照研究或定群研究(亦称为队列研究)。

目前国内外已采用综合式或混合型研究设计。常用的有嵌入式病例对照设计和病例队列设计,前者又叫威内的病例对照研究,是在全队列内套用病例对照研究设计;按每一例失效时间,根据其性别、年龄等,在研究队列的非病例中随机选取 1 名或数名对照,病例是全队列中所有病例,而对照则是在相应失效上的危险集内选出的一部分非病例。病例队列研究又叫杂交式回顾性研究设计,在随访开始,按一定的比例选择一个简单的随机样本,组成病例队列设计的研究对象;无论全队列中的病例是否被选入随机样本,它们均作为研究对象,即研究对象由最初选择的随机样本和全部病例组成。

普查,又叫全面调查,如 2020 年我国的人口普查,是对组成总体的所有观察单位全部加以调查。理论上普查可取得总体参数,没有抽样误差,但有时非抽样误差较大。

抽样调查,是一种非全面调查,是从总体中随机抽取一定数度的观察单位组成样本,用样本推论总体,用样本指标估计总体指标。应用较多,还可用于检查普查质量。设计、实施、分析复杂。抽样调查,除有抽样误差外,还有非抽样误差。抽样误差不仅易于控制,还可作估计。非抽样误差比较复杂。

评价调查质量,必须联系非抽样误差的控制,一般采用抽样调查,与不同来源的同类资料作对比来衡量。

二、实验研究

对老年人开展较深层次的健康促进,或为了检验和考核疾病防治措施、保护干预措施的效果,或验证疾病的发生、发展规律,往往需要开展实地研究。实验研究一般要经过充分准备,设计出一整套健康状况调查及采取干预措施的方案,各方面的细节要想到,实施的难易程度、预期效果也要心中有数。实验研究的结果对行政管理决策要有指导意义,因此实验结果力求准确、细致。实验研究要注意以下两项基本原则。

(一)随机化原则

对调查的人群、干休所要随机抽取,使各观察单位有同等的机会被选入样本中来;在做干预试验时,每个个体应当随机地分配入干预组和对照组。抽样方法通常有:

①单纯随机抽样,此法用于观察单位在总体分布均匀情况下。

②分层随机抽样,该法可减少抽样误差,便于对不同的层次采用不同的采样方法,还可对不同层次独立进行分析。

③系统采用,此法易于理解,简便易行,但无可用方法估计采用误差,当总体中观察单位分布基本均匀时可用。

④整群随机抽样,其优点是易于组织、节约人力、财力,当样本含量确定后,宜增加抽样的群数,而相应减少群内观察单位数。

随机化的目的在于减少样品偏性和避免研究者主观因素的影响,使样本具有较好的代表性。随机与随便不同,随机是每一个调查单位均有同等的机会被抽取,而随便是破坏随机性的主观行为。统计学上的计算公式,许多都是按随机原理制定的,只适用于随机样本。

(二)设立对照

设立对照,除处理因素外,使对照组与实验组的非处理因素相等,即具有均衡性、可比性,目的是抵消或减少非处理因素干扰和影响,从而使处理因素的效应能作出客观的分析和评价。对照形式多,可按研究目的和内容加以选择,常用的有:

空白对照——对照组未施加任何处理因素;

实验对照——对照组无处理因素,但施加与处理有关的其他因素;

标准对照——不设立专门对照,而用现有的标准值或医学参考值做对照;

自身对照——受试者用药前后比较;

相互对照——各实验组间对照,如新药、旧药疗效比较;

配对对照——有随机配对与同源配对,前者指每一对内的各个个体来源可能不同,反应各异;后者每对个体自同一来源取得,如人的双胞胎、动物同窝、同体左右肢等;

历史对照——以本人过去的研究或他人研究结果与本次研究结果作对照,一般不宜采用;

潜在对照——在特殊情况下,形式上不设立对照组,如观察急性粒细胞白血病疗效,住院病死率100%。

足够的样本含量保证足够数量的调查单位是设计的一个基本原则,调查单位数量不能过少,否则调查结果不可靠,缺乏稳定性、可重复性。但也绝非是调查单位越多越好,调查单位数量的多少,主要取决于调查目的和调查对象的数量特征。调查单位数量多与少是相对的,以满足统计分析的基本要求为准。如果干预的方法不止一种,则各干预组中非试验因素的条件要基本一致,以消除其影响,称为均衡。研究者在设计方案的全过程都要做到实验组间的均衡,以便更好地显示出研究中的健康干预效应。

三、评估与验证的电子计算机化

开展健康促进与评估效果的电子计算机化,是对用以描述和监控卫生保健各种参数和指标,进行不间断地、系统地收集、处理和分析,快速地把资料输送到决策中心,同时可把信息反馈给各社区主管部门,最终将这些数据用于评估、验证健康促进的效果,同时用于完善、再规划健康促进的实施方案和确定下一步的行动目标。毋庸置疑,计算机化的工作有很多有利作用。

在当今计算机和通信技术飞速发展的时代,对于预防保健完善的工作者来说,最为理想的是拥有一个电子计算机化的公共卫生信息交换系统。通过这个系统可以将社区老年人的健康状况作全面、系统的观察,将新发现的社区健康问题及时输入该网络,也能够与个人、家庭和医疗院所相连接,从而方便快捷地获得更多的健康保健措施资料。医务人员在对社区进行调查和结果处理时,可以借调患病老年人出入医院及在医院体检的结果。据此可选择某一段时期内,疾病发展变化的模式图,以此与健康促进目标相比较,或与开展健康促进情况比较。[①]

此外,卫生保健工作者还可通过连通地区与省、市老年病监测系统,查询该项地区所有单位的情况,选择可能与情况类似的老年人群,进行更为详细的调查。卫生保健工作者还可以通过计算机从气象部门获得有关风向、风速、湿度和降雨的气象信息。

建立一个社区信息网络依目前的技术水平并不困难,但需要解决的问题也是明显的:社区的界定应是多大?如何使费用效果比降至最低?此外,不同社区乃至一个国家应制定开展健康促进与健康促进效果评价的统一指标,以便使健康或疾病的数据具有广泛的共享性。对某些需保密或涉及隐私的健康促进活动,在网络上应加密,否则公众对计算机化管理会产生误解。

虽然现在已有能鉴别出部分口语的计算机系统,它使得人和计算机能够真正直接对接。假如一旦卫生保健工作者能不用打字甚至不走近计算机就能通过口头指令输入计算机,则医疗记录的计算机化将使公众对其接受程度大幅度升高。当健康文字资料被声音的传入所代替,则不仅对公共卫生而且在临床医疗领域将产生巨大的影响。

---

① 曾强,陈垦.老年健康服务与管理[M].北京:人民卫生出版社,2020.

第三章 老年心理健康促进与管理

老年人群作为一个特殊的群体,在心理、身体健康方面尤其要给予更多关注。通过分析老年人的心理变化、老年人社会心理问题的表征、老年人增进与保持心理健康的秘诀这几个方面的内容,可以帮助读者对老年人群体有一个基本的认知,在帮助老年人维护健康上有所助益。

第一节 老年人的心理变化

一、老年人的感知变化

感知是感觉和知觉的统称。感觉是客观事物的个别特性在人脑中引起的反应。知觉是客观事物整体现象在人脑中的反应。在心理学中,感知属于心理现象的认识过程。比如,一个香蕉放在人的面前,作为感觉,其视觉只看到它是黄色的弯月形的;其嗅觉只闻到它的清香味;其味觉只尝到它的甜味;其触摸觉只摸到它是光滑的。这些是香蕉的个别属性,而反应它的就是感觉。感觉信息一经感觉器官传达到大脑,知觉便随之产生了。香蕉的颜色、形状、香味等感觉信息作用于人的大脑,就构成了我们对香蕉的整体印象的把握,即对香蕉的知觉:香蕉就是颜色黄黄的、形状弯月形的、气味清香的、吃到嘴里甜甜的水果。这就告诉我们,感觉是知觉的基础,知觉是感觉的发展,二者是不可分割的。老年人随着年龄的增长,其感知觉也在逐渐发生变化,同时感知觉器官也易发生病理性变化。①

---

① 陈露晓.老年人心理卫生与保健 [M].北京:中国社会出版社,2009.

（一）老年人的视觉

视觉乃是辨别外界物体明暗和颜色特性的感觉。视觉包含视力和辨别力与辨色力。它的器官是眼睛。

1.视力

视力是眼睛从一定距离感知辨别物体的能力。老年人伴随着年龄的老化，视力一般都有所下降，但下降的速度因人而异。开始时，眼睛有阅读疲劳的感觉，尤其是光线不好时阅读或长时间阅读后，感觉眼疲劳和前额疼痛，有时还会出现眩晕、恶心。后感觉视力模糊，尤其是看近物的视力减退，这就是"老花眼"。"老花眼"随着年龄的增长，眼花的程度不断增加，这是由于眼的衰老引起的调节视力的能力下降，尤其是眼的调节机能衰退；角膜及晶状体的屈光能力发生了变化；光的通过性下降；眼睛晶状体的弹性减退，逐渐硬化所致。

2.辨别力与辨色力

老年人随着年龄的增长，晶体日益混浊，变成了黄褐色，所以有时老年人在观看白色物体时，常把它看成偏黄色的。这是由于晶状体变黄，使老年人的辨色力有所下降。然而，这个过程是很缓慢的，一般不容易觉察。总体看来，老年人视力的特点是近距离视力的变化比远距离视力变化大。

3.延缓视力衰退

那么老年人如何才能延缓视力的衰退呢？有以下方法可供采用。

（1）要适当掌握看书读报的时间，每天阅读的时间不要过长，而且要有充足的光线。

（2）经常按摩眼部，平时注意远视锻炼，经常看看远处的绿色植物，防止强光强色的刺激，夏天出门最好戴变色镜。

（3）讲究阅读卫生，书桌前可放置绿色植物以保护眼睛。家中养些花草，既可欣赏，又可保护眼睛。

（4）在日常生活中注意色彩的和谐，如可将房屋内墙刷成淡绿色或淡黄色，使人感觉柔和舒适，有助于消除神经紧张与视力疲劳。

（5）避免去风沙大、尘埃多的地方，使眼睛少受外界不良因素的刺激。

（6）常吃一些含丰富维生素 A、维生素 B、维生素 C 的食物，如豆制品、蛋黄、菠菜、青菜、胡萝卜及各种水果。

（7）每年请眼科医生检查一两次眼睛，发现眼病，及时治疗。

（8）每天清晨或看书读报时间超过 1 小时以后，做做眼保健操，这样可以锻炼和调节眼睛的肌肉、韧带，增加晶状体的弹性，改善眼睛各部位的机能。

总之，只要注意眼睛的卫生保健，及时发现和治疗眼病，老年人的视力绝不会因年龄增高而发生严重的减退。

（二）老年人的听觉

听觉是辨别外界物体声音特性的感觉，它的器官是耳。听力就是利用听觉的能力。人的听力随着年龄的增长逐渐下降，甚至到高龄时有些人完全失去了听觉能力，这被称之为老年性耳聋。它属于生理现象。总体看来，听力的下降与年龄有直接的关系，但年龄并不是决定因素，有的人可能不到 50 岁听力就开始下降，而有的人至百岁仍耳不聋，这与每个人的身体状况密切相关，老年性耳聋的时间也是可以推迟的。

现代医学通过调查发现，影响老年人听力下降的原因有如下几点。

（1）人到老年，听觉器官也随着身体各部位的衰老而开始衰退，鼓膜变厚，混浊弹性减退，从而影响声浪的传导效应。

（2）经常接触噪音，对老年性耳聋影响很大，噪音、强音很容易影响内耳。

（3）患有一些全身性慢性病的患者，如糖尿病、动脉硬化、慢性肾炎等，都可造成内耳营养障碍，使老年性耳聋提早发生。

（4）烟酒对老年性耳聋有很大影响，香烟中的尼古丁会刺激交感神经，引起小动脉痉挛，或导致听觉神经末梢破坏，听神经变性。酗酒造成酒精中毒，使耳中的可替代器的毛细胞变质。

（5）精神因素或过度劳累，亦可导致神经性耳聋。

（三）老年人的味觉

味觉是辨别外界物体味道的感觉。由溶解于水或唾液中的化学物质作用于舌面和口腔黏膜上的味觉细胞，产生兴奋再转入大脑皮层，引起味觉。基本味觉有甜、酸、苦、咸四种，其他都是混合味觉。味觉细胞的平均寿命约为 250 小时，它是不断地反复进行着退化和新生的。它的数量和分布密度也是随年龄变化的。伴随年龄的增长,味觉细胞开始从舌前部位向舌后部位逐渐减少。到了 60 岁以后,舌前部的味觉细胞几乎不存在了,因而对味觉的敏感度明显降低,进而影响食欲。

因此,延缓老年人味觉减退值得注意,有以下方法可以采用。

(1)老年人平时应避免油腻及强烈味觉刺激,少吃辛辣食物,少饮烈酒,注意煮调方法,以调剂口味。

(2)经常吃些蛋羹、面汤、馄饨等清淡的汤类食品,因为它比固体食物的味道要敏感得多。

(3)经常吃一些果酱、蜂蜜等酸甜食物,以刺激唾液分泌,提高味觉,增进食欲。

(4)平时可咀嚼些肉干、鱼干、水果干等,以增加唾液的分泌和味觉。

(5)每顿饭不宜食之过饱,以使下一餐就餐前处于饥饿状态,味觉细胞处于兴奋状态,从而使辨味功能和食欲都好。

(6)为了保持舌的味觉功能和口腔卫生,老年人应提倡使用软毛牙刷,可轻轻地由里向外刷舌的表面,这不但能清除舌面的污物和细菌,还可提高味觉功能,促进食欲。

二、老年人的记忆变化

记忆,就是我们过去生活实践中认识过的事物或做过的事情在我们头脑里留下印迹的过程。记忆也属于心理的认识过程。人们在生活实践中接触着这样那样的事物,这些事物作用于人的感觉器官,产生了关于事物的感觉、知觉,也常引起人的言语、思想、情感和行动。在此之后,这些活动能在人脑中留下一种印迹,并且在一定条件影响下再现出来,作为过去的经验参加到后来的心理活动中去。这就是我们通常所说的记忆。[①]

记忆与长寿有着直接的关系。脑科学研究发现,脑细胞的活跃能促进记忆力增强,而记忆力的增强又可以促进脑细胞的活跃,二者是一个互相促进的良性循环。记忆能保持大脑活力,防止大脑老化。

一般地说,大部分老年人的记忆力是随着年龄的增长、大脑的老化而趋于下降的,但下降的幅度很小。老年人的记忆力与身体各器官的老

---

① 陈雪萍,徐红岗.老年志愿服务手册 [M].杭州:浙江大学出版社,2016.

化并不是同步的、平行发展的,也不是年龄越大记忆力越差,而是年龄越大个体差异越大。老年人的记忆衰退包含着多种因素。

老年人的记忆有如下特点。

（1）从记忆的方法看,老年人机械识记下降,意义识记有所增强。所谓机械识记是指主要依靠多次机械重复而进行的识记,如电话号码,年、月、日,人名,地名等。所谓意义识记,是指主要依靠理解意义及其内在联系而进行的识记,如一篇社论、科学定义、定理等。当我们同样对20～25岁龄组的人和60～70岁年龄组的人讲述同一件事情,然后由两个年龄组的人分别复述事件发生的时间、地点、内容及体会感想,发现老年人在复述事件发生的内容上,尤其是重要情节上,与年轻人没有什么差别;在谈感想体会时反而比年轻人谈得深刻;而在回忆事件发生的时间、地点等具体情节时,老年人就比年轻人差多了。可见,老年人由于有丰富的知识与经验,对于有意义的材料记忆效果好。

（2）从记忆的时间看,老年人长期记忆效果好,短期记忆效果差。老年人对刚刚发生的事,记忆效果一般较差。有时东西就在自己手里拿着,却到处乱翻乱找,"骑着驴找驴",还经常为找东西发脾气。这就是短期记忆差的表现。而老年人对往事的回忆却非常准确,数十年前的往事仍记忆犹新。这就说明老年人的短期记忆有所减退,而长期记忆并未改变。

（3）从记忆的内容看,老年人抽象记忆占主导地位,具体的形象记忆则相对减少。比如,你年轻时的好朋友来看望你,你却似曾相识又不相识,直到朋友说出自己的姓名,讲起童年时在一起有趣的往事,你才恍然大悟。这说明老年人形象记忆差,已不能直接回忆,但通过一系列的联想,唤起旧时的经历,就可以恢复记忆。

（4）从记忆的目的性看,老年人有意识记忆占主导地位,无意识记忆很少运用。有意识记忆,指的是事前有预定的目的,并经过一定意志努力的识记;无意识记忆,指的是事前没有确定的目的,也没有经过特殊的意志努力的识记。老年人往往是有意识记的效果好,而无意识记的效果较差。

（5）从记忆的速度看,老年人记忆的敏捷性差。行动慢和大脑对事物反应慢是老年人的一大特点。一般说来,老年人接受新事物、学习新知识的时间要比年轻人长。如果要求老年人和年轻人一样,在规定的同一短时间内迅速完成某项识记任务,那么老年人的成绩就远不如年轻人。而如果让老年人自由地掌握记忆的速度,其记忆效果就会和年轻人不相上下。

衡量记忆力的好坏,有四项指标:一是记忆的敏捷性,指记忆的速度;二是记忆的持久性,指记住的东西能保持很长时间不会忘记;三是记忆的准确性,指记住的东西再回忆起来会准确无误;四是记忆的备用性,指的是把记住的东西整理得井井有条,在需要时能回忆起来。

只有这四项记忆指标都很差的人,才能说是记忆力差。老年人记忆的敏捷性不够,但其他三项指标都不差。有些老年人抱怨自己的记性差,这其中往往有一些误解,应该予以澄清。

三、老年人的智力变化

一般说来,智力是以抽象思维为核心的一般能力的综合。它是人在认识过程方面所表现出来的能力和行动上所达到的水平。所谓一般能力,是指观察力、思维力、想象力、语言能力、操作能力。

人进入老年期,智力是否会下降?这是老年人及有关方面所关心的。我们研究老年人智力的特点,了解老年智力水平,对于充分挖掘和利用社会的智力资源有重要意义,对于老年人幸福地度过"第二人生",为社会发挥余热、创造价值,也有一定的指导意义。

老年人的智力大致有以下几个特征。

(1)老年人的智力从总体上看呈逐渐下降趋势。然而,从智力的各种因素分别来看,却有其不同的变化过程,也有的因素几乎不受增龄的影响。

(2)"结晶性智力"能够保持。所谓"结晶性智力",是指一个人利用后天学得的知识和积累的经验来对事物做出判断和处理的能力。例如,当需要对一篇文章的论点加以理解,或对某些没有明确答案的问题辨明孰优孰劣时,"结晶性智力"便开始起作用。老年人由于阅历广,具有丰富的知识和经验,因此"结晶性智力"易保持。

(3)语言能力无变化,操作能力有所下降。老年人对受知识与经验影响的语言智力测验成绩好,尤其对无时间限制的智力测验成绩更佳。然而,由于知觉和运动功能的逐渐老化,对有动作的智力测验成绩较差,面对有时间限制的智力测验成绩更差。

(4)思维和想象力变化不大,思维的敏捷度虽有所降低,但总体的思维能力没有变化。想象力的丰富度虽有所减弱,但总体上无大影响。

(5)洞察力老而弥坚。由于老年人阅历和经验丰富,他们对复杂事物的洞察力和对处理错综复杂事物的熟练程度不逊色于中青年,甚至还有独到之处。

(6)创造力经久不衰。老年人仍然具有创造力,这已被古今中外的许多理论家、科学家、艺术家所证实,他们在人到老年依旧保持着高度的创造力,为人类的进步做出了伟大的贡献。然而,老年人的创造力存在着较大的差异。有的人创造力旺盛,贡献巨大;有的人却丧失了创造能力,老大无成。这是由于老年人的不同状况影响了他们的创造能力和水平,其重要因素是老年人的心理状态和心理特点影响了他们创造能力的发挥。①

四、老年人的情绪变化

情绪是人生和生命的指挥棒。积极的情绪可使人奋进、向上,促进健康;消极的情绪可使人颓废、落后,导致疾病。情绪对老年人的心理健康关系重大。我们常常看到,老年人的情绪容易变化,这是因为情绪变化与人的植物神经老化有着密切的关系。老年人由于全身器官功能衰退,中枢神经系统老化,整个神经机能低下,学习及记忆能力减退,承受各种刺激的耐受性降低,对周围环境的适应也变得相当困难,身体抗病能力降低,被各种疾病缠身,引起心境不良。而疾病对情绪的影响很大,常表现为烦躁或不愉快感。

人到老年,还会遇到一系列的社会问题,如离退休、家庭关系、生活赡养、亲人病故及社会环境变化等情况,都会引起老年人情绪上的变化,产生一些消极情绪。其主要表现如下。

(1)孤独感。多数老人都存在这种情绪,其原因是退休在家冷清孤单、社交减少、健康欠佳或卧病在床等,都容易产生孤独感。

(2)失落感。在位时门庭若市,如今门庭冷落,甚至无人问津。再加上集体生活、社会活动少,这种被冷落的心理感受油然而生。

(3)不满感。对社会上出现的某些不良现象、不正之风感到愤懑,对改革开放中的某些新事物不理解,从看不惯到怄气,处处感到不满意。

---

① 方红,张尊祥.中老年人心理保健[M].北京:金盾出版社,2004.

（4）疑虑感。只注意小事,只注意自己生理上的某些变化,多疑多虑,唯恐他人在背后说自己的坏话,唯恐自己患了不治之症。

（5）忧郁感。整天为自己的健康欠佳或患病、家庭矛盾、生活困难而忧郁。

（6）衰老感。因视力、听力减退,感觉迟钝,体力下降,行动不便,感叹"夕阳无限好,只是近黄昏",从而产生悲观、伤感、颓废的心理。

（7）恐惧感。有些老年人时常会产生一种恐惧心理,表现在对疾病的恐惧,对死亡的恐惧,对"鬼怪"的恐惧,甚至对衣食住行、生活起居也产生恐惧。

（8）厌世感。有些久病不愈的老年人,尤其是有些患了绝症或身体瘫痪、长期卧床不起、丧失生活自理能力的老人,由于忍受不了病痛的折磨,或者不愿连累子女亲属,或者遭受子女的虐待与遗弃,从而产生了厌世心理,有的甚至萌发轻生自杀的念头。

五、老年人的性格变化

一个人的性格与其身心健康有密切关系,而且对人生的许多重要方面都有很大的影响。进入老年期,由于各种因素的影响,老年人的性格与中青年相比,出现了许多变化,有许多与中青年不同的特点。

（一）老年人的性格

人进入老年期后,随着身心功能的衰老,性格会出现一些变化。

（1）因学习和活动能力的降低,加之主观上常不能克服困难坚持学习,所以往往难以接受新鲜事物,守旧思想比较严重,变得很固执。

（2）对外界事物的关心日趋淡漠,而对自己身体的注意力却日益集中,性格变得过敏和神经质。

（3）不能正确地认识生活现状,只沉溺于对往事的回忆之中,不厌其烦地整日唠叨,常悔恨那些无法挽回的过失。

（4）由固执己见和盲目自信发展成专横任性和顽固不化。

（5）由于听力和视力的衰退,对外界事物反应迟钝,往往容易陷入胡乱猜疑、嫉妒、暴躁等偏激情感之中。

（6）离开工作岗位之后,总觉得自己老迈无用,从而感到晚景凄凉,悲观自叹。

（7）对晚年的孤独寂寞、生活困难等现实状态感到无能为力，无法改变，经常陷入不可自拔的悔恨、自责之中；或者陷入对疾病和死亡的极端恐惧之中，惶惶不可终日。

（二）老年人性格的一般特征

心理学家将老年人的性格特征划分为以下类型。

（1）安乐型（逍遥型）。对于现在和将来都没有什么计划，无所追求，不想再做什么事，只想悠闲自得地生活。他们没有孤独感、失落感，心理上容易获得满足。

（2）进取型。对现实采取积极态度，能够克服年老体弱带来的各种困难，积极主动地为社会和家庭做些力所能及的事情，从而找到自己的位置和乐趣。他们心胸宽广，不为小事苦闷生气，因而能避免因情绪波动而影响健康。

（3）偏执型。习惯以固定的、僵化的思维模式去分析和思考问题。待人处事固执偏激，听不进不同意见，孤芳自赏，盛气凌人。情感不稳，容易冲动，心胸狭窄，好嫉妒，家长作风严重，易造成家庭不和。

（4）抑郁型。性格典型内向，平时很少与人接触交往，兴趣范围随着离退休而日益缩小，性情孤僻，闭关自守，懒于活动，生活单调而寂寞；时刻留恋过去，对人对事缺乏兴趣，对未来失去信心和希望，常常为了一点小事就会感到不满，又不愿向别人倾吐，总是憋在心里。平时依赖性大，缺乏坚韧性、灵活性和想象力。这是由于对外界反应能力的衰退和自我功能的衰减所致。

（5）易怒型（愤慨型）。性格外向，脾气暴躁，傲气凌人，唯我正确。常存有偏见，自我意识过强，常为一些小事而大动干戈，人际关系紧张。这种性格对健康很不利。

（6）拘谨型。过于谨小慎微，缺乏必要的勇气、进取精神和上进心，在一定条件下可能不求有功、但求无过。这种类型的性格容易加速心理和生理的衰老。

（7）自责型。把自己的不幸完全归罪于自身，常自责自怨，悲观失望。对别人漠不关心，十分孤独，认为衰老和死亡不是一种威胁，而是一种解脱。这种类型的人易轻生。

（8）慈祥型。心胸宽广，性情开朗，感情真挚，乐于助人，人际关系较好。具有良好的心境，精神生活也较充实，心理上有安全感和满意感，从而能促进健康。

（9）猜疑型。遇事好猜疑，而且胡乱猜疑，还总往坏的方面去猜。当自己的物品东塞西藏找不到时，就怀疑被某人偷走了；有的怀疑自己的老伴行为不忠不贞，另有外遇；有的怀疑儿媳教唆儿子对自己不孝等。这种猜疑心理是一种精神老化的现象，是心理上的变态，是由于感知能力衰退所造成的对外界认识的困难，发展下去，轻者可变成老年乖僻，重者可患疑病症、老年妄想症。

（10）保守型。偏爱旧日的习惯、想法，抱住老套子不放，对新事物看不惯、抵触、反感，甚至抵制。凡事都是想当年如何如何，看不到改革开放的进步和成就，思维十分刻板，不能跟上和适应发展了的客观形势。这是由于记忆力减退，对新情况、新知识的学习适应有困难所致。这种性格会加速心理和生理的衰老。

（11）牢骚型。总爱喋喋不休，对许多事情总是看不顺眼，爱指手画脚，絮絮叨叨，怨天尤人。这种类型与保守型的不同点是，性格较外向，牢骚满腹，对看不惯的事总爱说个没完了。因此，容易使年轻人、家人和周围的人反感，而降低自己的威信，搞得人际关系紧张。这是由于把握不住现实，对现实不满所致。这种类型的老人往往心理环境单调，对未来丧失信心。

（12）自我中心型。以自我为重，无法控制自己的欲望，以任性、顽固、不听任何人劝告的形式表现出来。凡事都要听他的，按他的意见办事，一切以他的意志为转移。如果你不听他的，不按他的意见办，不能满足他的要求，他就不高兴，闹别扭，大动肝火，制造家庭矛盾，搞坏邻里关系。结果是家庭关系紧张，人际关系很差，周围朋友很少，别人也不愿与之交往，到头来弄得自己也很苦恼。而且，这种任性、顽固程度还会随着年龄的增长而日趋严重。以上特征是指一般情况而言，实际情况则是因人而异，千差万别。这些不同的性格特征，有的老人是几种类型兼而有之，并不是绝对的。有些不良性格也并非都是伴随正常衰老的必然产物。

第二节　老年人社会心理问题的表征

一、生理机能退化导致的不安心理

随着年龄的增大,老年人的生理机能处于程度不等的退化状态,生理上的衰老会影响到心理健康。具体来说,老年人往往感知能力逐步退化,与外界的交流和获取信息能力变差,记忆力随年龄的增加而减退,体力也随年龄的增长而下降,导致出行不便。从心理方面来看,不少老年人害怕衰老,出现孤独、迷茫、恐惧、自卑等不安心理。

二、退休导致的心理落差

退休是指根据国家有关规定,男性60岁、女性55岁或50岁退出工作岗位,其中包括劳动者因年老或因公、因病致残,完全丧失劳动能力(或部分丧失劳动能力)而离开岗位。由于社会角色的变化,退休老年人的生活内容、社会地位、人际交往等方面都会发生相应变化,原本忙碌的工作、生活可能被无所事事取代。[①] 这一系列的转变既突然,又很难接受,因此会产生退休综合征。

一部分老年人,如政府离退休干部,人生阅历丰富,社会地位高,在职时受人尊敬,习惯于领导他人,不甘于让自己已拥有的才能和长年积累的生活或工作经验无处可施,也就是马斯洛需求层次中的自我实现需求无法得到满足,体现不出其人生价值,容易产生心理落差,表现为孤独、失落、抑郁与烦躁等负面情绪,有的伴有食欲不佳、睡眠不宁和容易疲劳等不适症状。另一部分老年人则认为自己老而无用,再加上他们难以适应当代休闲娱乐方式,和年轻人存在代沟,产生被社会抛弃、否定自我的低落情绪。

---

① 高善兴,王吉荣.中老年健康长寿顾问[M].北京:金盾出版社,2002.

三、空巢老年人心理问题

空巢老年人作为一个特殊群体，由于缺乏子女陪伴，生活单一，缺少精神慰藉，易出现失落、孤独、焦虑、抑郁、恐惧及自卑等心理问题。李德明等学者对全国 7 个大中城市 2225 名独居空巢老年人、夫妻同住的空巢老年人及非空巢老年人进行调查，结果显示超过 1/4 的独居空巢老人存在孤独、寂寞等负面情绪，幸福度及与家人交流满意度较非空巢老年人显著降低。此外，空巢老年人抑郁症和焦虑症患病率明显高于非空巢老年人。这些负面情绪强烈或持久地反复体验即成为一种长期的精神刺激，从而使空巢老年人陷于"空巢综合征"的困境，如长期得不到缓解将会导致个体躯体症状、性格改变、内分泌紊乱、免疫力下降，严重时甚至引发老年痴呆。

以上为老年人心理养护中值得关注的几个问题，而在人口老龄化的今天，确保老年群体的健康、幸福、和谐、稳定，是我国实现健康老龄化战略目标的重要保障，因此这些问题急需解决。

第三节　老年人增进与保持心理健康的秘诀

防患于未然不仅对身体疾病有效，对于心理问题也是同样必要的。老年人不妨从下面几个方面入手进行预防。

一、积极防治各种躯体疾病

老年人易患躯体疾病，如高血压病、动脉硬化、慢性支气管炎、冠心病、肺心病、糖尿病、骨关节病、恶性肿瘤等，由此而产生一些紧张疑虑、惊慌和悲观情绪，因此积极预防和适当地治疗这些疾病是保持晚年安心、乐观，取得良好预防的重要因素。怡情养性，老年人在精神上要淡泊名利、乐观豁达，能根据自然环境和社会环境条件的变化调节自己的情绪，待人宽厚，对己克俭，形体和精神不为名利所累，摒弃不必要的精神负担、不良的精神刺激和过度的情绪波动,不为生活中的无端琐事所累,正确对待生活中遇到的问题,同时对一般不愉快的事情,要善于自我排遣,要对生活充满信心,善于追求生活的乐趣。

二、学会包容

每个人都有个性,只是表现的形式、程度不同,我们需要别人的包容,也应该包容别人。能否包容对方的个性,甚至某些缺陷,不仅是一种气度,也是一种领导艺术。对人缺乏包容,动辄指责往往会形成对立情绪,对人际关系不利,甚至使人产生心灰意冷的感觉。哲人说得好:天空包容每一片云彩,不论其美丑,故天空广阔无比;高山收容每一块岩石,不论其大小,故高山雄伟壮观;大海收容每一滴水珠,不论其清浊,故大海浩瀚无涯。这无疑是对"包容"一词最形象、最直观、最生动的诠释。

三、身体检查

必要时请医生检查一下内分泌机能是否正常,如甲状腺机能、胰岛素分泌是否异常等,以便对症下药,因为有时悲哀和情绪低落是由于内分泌机能改变所致。

(一)老年人一般的体检项目

(1)一般情况:身高、体重、血压。

(2)专科检查:内科、外科、眼科、耳鼻喉科、口腔科,女性做妇科检查,男性做前列腺检查。

(3)实验室检测:血细胞分析(血常规)、尿液分析、大便常规(含大便潜血试验)。血液检查包括肝功能、肾功能、血脂、血糖、血尿酸、血流变、肿瘤系列。糖尿病要增加糖化血红蛋白检查。

(4)仪器检查:胸片、心电图、腹部 B 超。还可根据身体情况选做心脏彩超、颈部血管彩超、肺功能、消化道钡餐或胃镜检查、骨密度检查、颈椎三位片、腰椎片、颅脑 CT 等检查。

(二)上消化道检查前准备

上消化道检查是检查胃和十二指肠有无病变,可选钡餐造影或胃镜。钡餐造影是通过喝硫酸钡在 x 线透视下检查，是间接征象，可观察较大病变，无痛苦，老年人都可以接受。上消化道钡餐造影前 3 天须停服含铋、钙及碘的药物，以免残留药在肠管内与胃、十二指肠重叠，影响观察。检查前 8 小时禁食禁水。有习惯性便秘者，于造影前一日晚服缓泻剂。

胃镜需要使用胃镜插入来检查，不能配合的较难完成。胃镜下直接观看，可以放大特殊染色，观察细微改变，还可以摘取小块活组织做病理切片，发现早期病变。做胃镜前要先测血压，做心电图，检查前 8 小时禁食禁水，检查前一定要取下假牙，松解领扣和裤带，要有家属陪同。

（三）尿液标本的留取

（1）留取尿液的容器应清洁、干燥，避免污染。

（2）尿液必须新鲜，尿液常规检查的标本应在采集后 2 小时内检查完毕。任何时段的尿液均可，最好是清晨首次中段尿液，可获得较多信息，如蛋白、细菌和管型。

（3）留取尿液标本时，勿将阴道分泌物或大便混入尿液。

（4）在使用某些药物时会出现假阳性结果。如高浓度维生素 C 可影响尿液中葡萄糖、红细胞、胆红素的测定；使用青霉素和氧哌青霉素时 6 小时内留尿可致尿蛋白结果异常。

（5）老年人膀胱造瘘者，要从导尿管直接留取中段尿液，或更换新尿袋后留取。

（6）体检也可取随机尿：到体检医院排尿，留取新鲜中段尿液。

（7）餐后尿：一般在餐后 2 小时留取，此标本对病理性糖尿、蛋白尿检测较敏感。

（四）大便标本的留取

（1）标本采集通常采用自然排出的新鲜粪便，盛标本的容器应清洁、干燥、有盖、无吸水和渗漏。不得混有尿液和其他物质。

（2）标本尽量选取有黏液、脓血等不正常外观的粪便。外观无异常时，应从粪便远端、外表、深处多点取样送检。

（3）体检前应素食 3 天，并禁服铁剂、维生素 C 及动物血、肉类、含铁多的蔬菜和食品。铁剂可引起便隐血试验假阳性，而维生素 C 等具有还原性药物，可引起便隐血试验假阴性。肠道检查建议 50 岁以上用肠镜做肠道检查,每3～5年检查一次。肠镜检查可发现一些癌前病变,如大肠息肉,能早防早治大肠癌。因肠镜检查需提前做肠道准备,故一般不作为体检常规项目。

四、其他方面

正视现实。人们对待现实时,一定要使自己的期望价值低于或相等于现实价值,这样才不致因愿望同现实不符而发生心理冲突。知足常乐,这是最简明的道理。老年人离退休后,应正确对待欲望与现实的关系,那就不会因某些愿望不能实现而烦恼了。

克服不良的个性。偏激、固执、暴躁、忧郁、多疑、神经过敏、孤僻、不合群、办事犹豫不决等,都属克服之列。因为这些不良个性会与周围成员发生矛盾,反过来对老人的情绪引起恶性刺激。当然,这些性格倾向已伴随老人度过了大半生,要修正它们确实困难,但如能意识到它们的存在,并努力克制,也是可以逐渐改变的。

适当的自我锻炼。由于内分泌和代谢功能的变化,老年人各种器官出现衰退,如骨质疏松、肌肉萎缩、关节软骨变化等症状,从而影响关节活动,发生动作迟缓、腰酸腿痛等现象,而不愿意多活动,结果更加速了骨骼脱钙、肌肉萎缩和关节僵硬。生命在于运动,经常活动可以推迟身心衰老。特别是运动,可以降低血脂,使血管保持一定的弹性,预防动脉硬化,减少外周血液循环的阻力,增加冠状动脉的血流量,改善心脏活动的神经调节,增进心脏工作的效能;又可以改善大脑血供,有利于大脑的新陈代谢,延缓大脑的衰退;还能使组织、器官功能增强,提高对外界环境的适应能力。当然,老年人必须根据自己身体情况,量力而行。如练功、打拳、舞剑、慢跑、散步、广播操等,对老年人都比较合适。只要持之以恒,一定可以使老年人精力充沛,延缓衰老。[①]

保持乐观稳定的情绪。一个人遇事不焦躁,冷静处理,使自己始终保持乐观、开朗、不生气、不烦恼,是十分重要的。老年人一定要学会自我调节情绪,如心中默念"要镇静""要看得远""要想得开",闭眼回想自己曾看到过的蓝蓝大海、绿色草坪、美丽花朵等情景,尽量将注意力

---

① 郭清,黄元龙,汪胜.老年服务与管理概论[M].杭州:浙江大学出版社,2015.

转移到其他兴趣上去。特别对小事要豁然大度,切忌耿耿于怀。

消除孤独。孤独感是老年人精神上的极大障碍,可以导致自卑、空虚、无聊、伤感、焦虑等许多问题。为此,要引导老年人消除孤独。

(1)防止自卑。如有的老年人离休前身居要职,追随者多,做什么事都很方便,离休后一切都发生了显著改变,有时还会遇到一些势利眼人的冷遇,再加上体力下降,都会使老人产生自卑,从此不愿见熟人,不愿出门,不愿参加集会,变得形影相吊。防止自卑的最好办法是,让自己置身于社会潮流和集体之中,从而获得真正的自尊。

(2)培养新的乐趣。社会为老年人办了许多协会,如集邮协会、钓鱼协会,老年人可以从中培养新的乐趣。有的老年人到处旅游,饱览祖国的大好河山;有的老人种花、养鱼、欣赏音乐、看戏等。

(3)尽晚年之力,做一些对社会有益的事。如有的帮助教育青少年,有的为群众治病,有的到一些单位担任技术指导等。

活到老,学到老,现在世界上很多国家举办老年大学,老人可以根据自己的兴趣选择学习课目,了解新鲜事物、科学成就,从而增长知识,开阔眼界。我国有的地方也办起了书法班、绘画班等,老人可以在那里练字学画,交流经验,切磋技艺,沟通思想,陶冶情操。据英国神经生理学家研究指出,脑子和其他器官一样,越学越发达,越用越能延缓衰老过程,相反脑子用得越少越容易衰老,老年人经常用脑,可以改善血供状态,推迟大脑的萎缩。

(4)与疾病作顽强斗争。老年人对待衰老和疾病,应该在战略上藐视它,在战术上重视它。平时可以学一些有关的医疗常识,懂得一些保健知识,每年定期检查身体,防患于未然。对过去已患的一些慢性病,如高血压、冠心病、动脉硬化等疾病,应遵医嘱治疗随访。健康是老年人生活中的重要内容,也是影响心理卫生的重要因素之一。有病早治,无病早防,可以消除老人不安全感。

(5)社会的帮助。老年人的心理卫生不只是老年人个人的问题,还涉及整个社会的问题。如社会对于老年人的态度如何,就直接影响到数以万计老人的心身健康。因此,全社会都要关心老年人,使老年人能够永远快乐长寿,幸福地度过晚年生活。

第四章　老年自我健康促进与管理

家庭护理,是指在老年人的居所内实施的健康护理与援助性服务。创造条件使老年人能在自己家中得到治疗,能在亲人或养老护理员的照料下得到康复,这是我国现阶段以家庭为依托的养老服务的有效护理模式。因此,家庭护理受到了广大民众和社会的重视。要求每位家庭成员为了自己和亲人的健康,应该学习和掌握家庭护理的基本知识和技能,以适应现代人生活的需求。本章重点研究家庭护理过程中老年自我健康促进与管理。

第一节　筛查身心,延缓衰老

一、衰老的特征

因老而衰是不可避免的生物学规律,是每个人都必须面对的生命运动必然过程。众所周知,人的身体在到了 25 岁以后,就开始进入一个逐渐衰退的阶段,身体的各项功能随着年龄的增长而下降。但随着科学的发展、医疗保健水平的不断提高,以及人类基因密码的破解,了解人类是如何衰老,如何老而少衰、老而缓衰、健康地衰老是有可能的。衰老为"年老的过程或年老的迹象",既包含了因年龄增长而引起的生理功能衰退,又包含因其他原因导致的退化性疾病。衰老对人类健康和生命有着根本性危害,是老年人的百病之源,也是人的一生中全部医疗费用大半用在晚年的主要原因。老年人身体上和精神心理上出现一系列的衰退变化,甚至出现老年性疾病和癌症的人,更要对衰老有正确的认知,以积极的行动与衰老作斗争。

（1）体表外形的变化。头发花白、稀疏，额部和外眼角出现抬头纹、鱼尾纹，眼皮松坠、肿胀，皮肤出现"老年斑"，指甲生长速度几乎降低一半，弯腰驼背、步态蹒跚、行动迟缓、老态龙钟，身高有所减低。

（2）器官组织萎缩。70岁老年人的心肌、脑、肾、肺和肌肉等器官组织的细胞数目相当于年轻发育旺盛期的60%左右，脾及淋巴结的重量只有中年人的一半。70岁的老人心脏储备功能明显降低，仅为40岁的5%，心排血量下降40%；肺气肿增加，肺活量降低，70岁老人较40岁时的肺活量减少40%；70岁老人神经细胞总数减少25%，记忆力减退，反应迟缓，平衡能力减弱，动作协调性差。

（3）骨骼变脆、肌肉松弛、关节僵硬。由于骨质加速流失，60岁以上的老年人几乎100%患有骨质增生，而且容易发生骨质疏松症、老年骨关节病及骨折。

（4）血管硬化。进入老年期，心脏的冠状动脉、脑血管、肾小动脉均易发生硬化，弹性减弱，血管变窄变硬。这是发生高血压、心脑血管疾病和肾功能不全的主要原因。

（5）消化系统的变化。口腔干燥、牙龈萎缩，牙齿松动、脱落，舌面味蕾减少，味觉减退；胃液分泌减少，消化吸收功能下降，易患消化不良及营养不良；肠蠕动缓慢，易患便秘；胆囊储藏及运送功能降低，易患胆囊炎和胆结石。

（6）内分泌和代谢功能下降。下丘脑、垂体、甲状腺、甲状旁腺、胰腺、肾上腺、性腺等均随增龄而出现衰老变化，致使内分泌功能紊乱或减退，易患糖尿病、高脂血症、骨质疏松症等。老年人基础代谢率下降、合成代谢降低、分解代谢增高。引起代谢综合征的主因是肥胖。

（7）免疫功能减弱。胸腺、淋巴结、脾、扁桃体和骨髓干细胞均属机体的重要免疫器官，机体免疫分为细胞免疫和体液免疫，参与免疫应答的细胞统称为免疫细胞，包括中性粒细胞、单核巨噬细胞、天然杀伤细胞等；体液免疫功能主要由抗体完成，抗体又称免疫球蛋白，是活化后的 β 淋巴细胞产生的，存在于体液中。随增龄免疫功能逐渐减退，整个机体的协调作用和对环境变化适应能力减退。一方面对抗疾病的抗体显著减少，使机体的抗病能力下降；另一方面自身免疫抗体又明显增多，使机体容易产生自身免疫疾病，如类风湿关节炎、骨性关节炎、慢性肝炎、萎缩性胃炎、肾炎等；再一方面是免疫监视功能低下，不能识别和清除突变和过度增殖的细胞,因而使老年人易患癌症。[1]

（8）感官系统的变化。可能出现眼球晶状体调节能力下降,易发生白内障;对声音来源定位困难,当人说话速度快或环境噪声大时不易听清楚;嗅觉、味觉敏感度变差,以致偏爱重口味的食物等。

二、检查身心衰老情况

医学家归纳出身心衰老的 15 种特征:

感觉、知觉衰退。眼睛老花,听力不如以前,味觉迟钝。

记忆力衰退。读书前看后忘,常常记不起随手放的东西。

想象力减退。幻想越来越少。

语言能力衰退。讲话变得缓慢、啰嗦、重复。

思维能力变差。不易集中注意力思考问题,学习新事物感到吃力。

情感不稳定。爱动感情,易流泪;遇到困难,不像以前那样镇定自若;经常有莫名其妙的焦虑感。

意志衰退。做事缺乏毅力,喜欢凭老经验办事,缺乏探索精神。

反应能力下降。

兴趣爱好减少。

常常觉得自己已经老了,开始怀念童年。

变得暴躁易怒、情绪低落。忧郁、焦虑不安、孤僻、古怪,甚至不近人情。

敏感多疑。常认为别人在有意伤害自己而感到伤心不已。

易产生孤独感。性格由外向转为内向,深居简出,懒得交际。

容易自卑。感到自己不中用了,自卑情绪随之而来。

常顽固地坚持自己的错误观点和习惯,不赞成别人的意见和看法。

特别要指出的是,身心衰老不仅仅见于老年人,若中年人甚至青年人出现上述情况,则说明身心已未老先衰,更应尽快纠正。

三、延缓衰老的对策

现代科学研究对衰老机制的揭示,基因的组成及其稳定性是健康及

---

[1]　郭秀君,李嫦英.老年保健丛书 老年家庭护理[M].南京:东南大学出版社,2016.

寿命的重要因素。人的基因组成受之于父母，我们无法改变。但一个人的生活方式会改变基因的表现，不良的生活方式还会诱发基因突变，必然影响一个人的健康状况和寿命。延缓衰老应从胎儿、婴幼儿、儿童及青少年时期开始，从多系统、多阶段来调整人体生理功能，才能达到延缓衰老的目的。要将保护基因的措施融入我们的生活中，就要做到排除各种压力，保持平衡的心理状态；清除外界环境影响，创造优美的生存环境；合理的营养，限制热量过多摄入；坚持适量的运动锻炼，诱导健康；建立规律的作息制度，维持健康睡眠。除此之外，因人而异，科学应用延缓衰老的药物，特别是发挥中医药养生保健的优势，也是行之有效的。

（一）常用的延缓衰老补益药

1. 抗氧化剂

氧自由基对细胞的攻击是引起衰老的重要因素。抗氧化剂是防御自由基破坏作用的基本物质。抗氧化剂一部分由人体自身合成，另一部分需要我们从每日的食物中获得，以减少其对细胞膜及细胞线粒体 DNA 的损害，达到延缓衰老的目的。除多吃抗自由基的食物之外，常用的抗氧化剂有银杏叶酮酯、硫辛酸、茶多酚、维生素 E、维生素 C、维生素 A 及 β 胡萝卜素、褪黑素、微量元素硒、谷胱甘肽氧化酶（GSH-PX）、超氧化物歧化酶（SOD）等。若长期大剂量使用应注意该类药物的不良反应。

近年来被广泛关注与研究的白藜芦醇，是多酚的天然产物，在葡萄、花生、虎杖等植物中含量较高。白藜芦醇是延缓衰老与疾病的重要生物素，它不仅是强抗氧化剂，具有延缓衰老的作用，还是激活组蛋白去乙酰化酶的激活剂，可抗御许多老年性疾病。

2. 单胺氧化酶抑制药

主要作用为促进新陈代谢，调节神经系统平衡，增强记忆功能。常用的药品主要是普鲁卡因制剂，国内商品有益康宁（每片含普鲁卡因100mg），复方益康宁（含普鲁卡因及肌苷等），福康宁（C-Hs，含普鲁卡因、苯甲酸磷酸二氢钠、泛酸钙等），司来吉兰是选择性很高的单胺氧化酶抑制药，具有直接的间接的抗氧化活性，并有利于保护神经元。国外产品有 GH3（Gerovital）。

3. 微量元素制剂

主要作用是促进多种酶的活性,调节机体的各种生理功能,以延缓衰老。现已知与长寿有关的微量元素有硒（Se）、镁（Mg）、铜（Cu）、锰（Mn）、锌（Zn）。国内常用的多为复方制剂,如多维元素（金施尔康）；国外产品有 Geriatric（健老泰）、Royviseng（老维生）均含有多种微量元素及维生素等。补充微量元素也要注意适当,若补过多则可引起生理功能紊乱,加速衰老,如硒过量就会引起白内障。

4. 免疫制剂

主要作用是通过提高和调节免疫功能,增强抗病、抗癌的能力。常用的制剂有转移因子、免疫核糖核酸、植物血凝素（PHA）、银耳多糖、香菇多糖、灵芝多糖、猪苓多糖、干扰素诱导剂、卡介苗、白介素（IL-1、IL-2）、胸腺因子、胸腺肽等。还有些补益扶正的中药,如黄芪、黄精、枸杞子、何首乌、人参、女贞子、淫羊藿等,亦有提高免疫功能的作用。

5. 生长激素

生长激素（GH）是近年来研究证明较有希望的延缓衰老药之一。它能促进氨基酸合成蛋白质,增强心肌收缩力,提高心排血量及血流量；还可加速脂肪分解,减少肥胖。免疫功能提高了,使人变得年轻了。也有报道说,长期应用 GH 可能有致癌的危险。

6. 大脑功能促进剂

有人认为衰老是由下丘脑"老化钟"控制的,若用促进大脑功能的药增进脑血流量,改善脑神经细胞的营养,促进代谢,提高大脑功能,可以延缓衰老。常用的药品有甲氯芬酯（氯酯醒）、吡拉西坦（脑复康）、吡、硫醇（脑复新）、双氢麦角碱（喜得镇）、都可喜（Duxil）及银杏叶提取物金纳多等。

7. 中药和补益药延缓衰老的选择

老年人对于中药和补益药的选择,应当以没有毒性、适宜久服又能够改善老年人虚弱和疾病状况为目的。

（二）抗衰老的中成药

中医强调养生保健，从整体、动态和辨证的角度认识健康和疾病。中老年人若要从养生之道中受益，就要在日常生活的方方面面都做到科学化，选择适合本人特点的保健方法，除前面所述的延缓衰老措施之外，还倡导内病外治的中医养生法，如按摩、导引、针灸、刮痧和足疗等，无病可强身，有病可治病。养生之道也应注意采取综合措施。世界卫生组织（WHO）维多利亚宣言中所称"健康四大基石"，即合理膳食，适量运动，戒烟限酒，心理平衡。但从东方人合理生活方式的角度考虑，再加上"药物辅助，良好环境"两句话，将更为全面。让中老年人心有所主宰，在健康长寿的航程中必有彼岸。

第二节　明确诊断，合理用药

一、合理用药的指导原则

合理用药是关系到每个中老年人生命与健康长寿的大问题。合理用药的含义是指安全、有效、经济、适度和方便地使用药物。随着药物种类日益增多，新药不断出现，用途交错，用药安全隐患日益凸显。老年人各个脏器功能以及对药物吸收代谢能力的减弱，特别是在各种应激状态下，如炎症、发热、手术、药物等各个因素影响下，就会表现出各个系统功能异常，很容易发生急性肾损伤或急性肾衰竭。[1]

老年人由于多病，又长期用药（常常联合应用多种药），由此带来的副作用发生率不断增高。有的同时服用不同品种的同类药物，造成重复用药；有的自行加大服药量或随意停药或换另一种药；有的不按说明书上标明的服用方法和剂量使用药物，必然会产生不良反应。

据调查，目前我国老年人的药物不良反应发生率为15.4%。其中，用1～5种药者，不良反应发生率为5%～15%；5～10种药物并用者，不良反应发生率可增至20%～60%；15种以上药物并用者不良反应发生率则达80%以上。

---

[1]　张立平.中老年健康管理指南 [M].北京：人民军医出版社，2011.

与药物有关的死亡有一半是 60 岁以上老年人。合理用药并非患者单方面的事,基层医疗单位特别是社区医师、药师、护士要给予正确的用药指导,避免不规范用药。因此,自我药疗首先应掌握合理用药的原则。

（一）尽量减少多种药物合用

合并用药要注意充分发挥各种药物之间的协同作用,尽量减少药物之间相互颉颃及不良反应,还要注意对多种并存疾病不要产生有害的作用。因为,有些药对一种病有治疗效能,而对另一种病可能会带来一定的危害。如高血压伴糖尿病患者,选择降压药时,应注意首选钙钴抗药和（或）血管紧张素转换酶抑制药。这两类药合并应用,可提高降压疗效,还有保护心血管及肾脏功能的良好效果。

高血压伴糖尿病患者,一般不选用噻嗪类利尿药和 β 受体阻滞药。因为,这两大类降压药对糖脂代谢有不良影响,会增加心脑血管病的发病率和病死率,应避免使用。因此,中老年人用药,一般不推荐同时服用 4 种以上药物,在多种药物合用时,应抓主要矛盾,使用主要药物以控制疾病的进展,次要药物应少用或不用,可用可不用和疗效不肯定的药物一律不用。如确实需用多种药物,在其病情稳定后应逐渐停药并尽量选择"一箭双雕"的药物。

（二）加强用药的自我监控

用药依从性是指患者遵照医嘱用药的顺从程度,即是否按照医师的医嘱不打折扣地按时准确用药。

老年人特别是 75 岁以上的老人由于记忆力减退、耳聋、眼花、智力下降,常造成忘服、漏服、错服及重复多服药的现象。此外,老年人多患老年慢性病,病情发展很慢,有些病又无明显症状。因此,容易不重视遵从医嘱用药,不利于疾病的有效控制。有人调查,出院 6 周后的老年患者有 48% 服药量比医嘱规定的用药量无故减少了一半,另有 26% 的人比医嘱规定的药物用量又无故增加了 1 倍。高血压患者有 60% ～ 85% 的不按医嘱服用降压药,其中有 50% 以上的患者根本就不用药物治疗。因此,要加强用药知识教育,提高老年人用药的依从性;同时,基层医师和家庭成员（子女）应负责老人用药监护,以提高老年人合理用药率及疗效。

（三）严格观察药物的不良反应

据调查,中老年人出现的药物不良反应中,有 2/3 是可以预防的。中老年人在选择用药时,要根据自己的病情和以往有无药物过敏史,并向医师详细咨询了解、把握药物特性、药效、用法、可能发生的不良反应及处理方法、药物的适应症、禁忌症、贮藏方法等,加强用药自我监护和自我管理。若用家庭贮藏的药品,必须注意药物有无变色、变质及有无过期失效。患者在用药过程中,特别是在使用从未用过的药物时,一旦出现新的症状,而这些症状又与所患疾病无关时,首先应考虑药物的副作用。[①]

如果停药后出现的新症状好转或消失,说明就是药物的不良反应。暂停药是现代医学中最有用的干预措施之一。老年人服用地高辛、抗生素、抗心律失常药、抗高血压药、抗糖尿病药、非甾体抗炎药、肾上腺皮质激素、利尿药、抗凝药、抗肿瘤药、抗精神病药、催眠药、β 受体阻滞药等,这些药是老年人最常发生不良反应的"高危药物",因此,应密切监视药物不良反应,定期到医院做血药浓度监测或其他有关检查,如心电图、血钾、血钠、血氯、肝功能、肾功能、血糖、血脂、血压等,以指导准确、合理用药。凡是该用的药物要按时服用,该减量的要及时减量,该停用的要及时停用。

（四）经济实用是合理用药的基础

目前我国卫生资源还相当匮乏,我们必须用有限的卫生资源以最小的成本换取最大的治疗效益,这是医师必须遵循的医德医风。就患者而言,用药也要算一算"价格与效益比"。不要花了很多钱,买回的不是健康,而是药物的不良反应,甚至是药源性疾病。据统计,1990 年中国卫生经费为 743 亿元,2000 年骤升至 4764 亿元,10 年翻了 6 倍多,其中药品费用占了卫生经费总数的 50% ～ 60%,而美国药费却占卫生经费总数 88%,英国占 138%,加拿大占 135%。可见,滥用药品已成为国家和民众医疗负担过重的重要原因。

---

① 张丽 . 中老年健康管理全书 [M]. 长春:吉林科学技术出版社,2008.

二、合理用药基本常识

（一）处方药与非处方药

为了指导广大患者更合理、更方便地使用药物，于 2000 年 1 月 1 日我国颁布了《处方药与非处方药分类管理办法》并正式实施。

1. 处方药

处方药是必须凭执业医师处方才能在药房领取或购买的药品。这类药物一般是毒性较大，安全范围较窄，即治疗剂量与中毒剂量比较接近，适应症范围要求严格，必须在具有一定临床经验的医师指导下才能使用的药物，如麻醉药、心脏病用药、降血糖药、降血压药、抗肿瘤药、抗精神病药、精神兴奋药、致幻药、抗癫痫药、催眠药激素类、抗凝血药、抗生素及注射用药等。

2. 非处方药（简称 OTC 药物）

非处方药是指为方便公众用药，不需要医师处方，患者可以根据自身病情，自我判断，自我用药；或借助药品说明书就可自行使用的药品。这类药物可以随时在药店或商场药品专柜购买。这类药物包括抗感冒药、解热镇痛药、维生素类、微量元素类、矿物质、抗过敏、抗眩晕药、各种钙片、助消化及抗胃酸药、消腹胀药、缓泻药、止泻药、胃肠解痉药、胃动力药、镇咳药、平喘药、祛痰药、支气管扩张药、保肝药、利胆药、利尿药、抗寄生虫药、避孕药、妇科外用药、口腔清洁药、眼科用药、耳疾用药、皮肤消炎药、止痒药、治癣药及外用消毒药等。

非处方药根据其安全性又可分为甲、乙两类。乙类药安全性更大一些，除可在药店销售外，还可在超市、宾馆、百货商店等场所销售；甲类非处方药，只限在药店销售。随着医药生产技术的发展以及临床实践经验的积累，处方药与非处方药，也需要不断地调整、扩充，推陈出新或相互转换，不断变化。

（二）如何正确使用非处方药

必须明确使用者的症状和病因。很多药物有禁忌症，非处方药也不例外。

选用非处方药前,应了解自己身体情况和疾病诊断。如头痛确实由感冒引起,或者以往类似头痛曾经医师检查明确诊断为偏头痛或血管神经性头痛。此时,可自用索密痛片(去痛片)或撒利痛止痛。如果是原因不明的头痛,就必须去医院检查。高血压病、颅脑肿瘤、颅脑感染、鼻窦炎等,不能擅自用止痛药,以免延误诊治。另外,是否有肝肾功能不全、青光眼、糖尿病、高血压等疾病都是在选用非处方药时必须注意的问题。

要具备一定的用药知识。为恰当地选用药品,应查看有关药品的书籍、资料、说明书或向药师咨询,以准确地选择药品。

用药前要识别包装、仔细阅读说明书,特别注意批准文号、药名、成分、含量、适应症、用法、用量、不良反应、禁忌症、药物之间相互作用、注意事项、贮藏方法、生产厂家、生产日期、有效期等。若从药店购药,须索取发票、写清药名,妥善保存,以备不测时有据可查。

老年人特别是肝肾功能不良者,用药剂量要依照说明书推荐剂量减半,甚至更小。

要熟记药品的不良反应及应对措施。一旦出现不适,须适当减量;若是严重反应(如发生心律、血压变化或出现过敏反应),须立即停药并去医院诊治。

非处方药一般为临时或短期用药,若连续用药 3 ～ 5 天,症状仍不减轻,应去医院诊治。

非处方药也不宜多种药联合使用,以免药物之间相互作用,产生不良反应。

非处方药不宜求洋、求贵、求新,最好选择以往个人用之有效、价格适中、安全的药物。

服用药物前,一定要先核对一下药品的含量,一般每种药品都会同时制造几种含量不等的品种和剂型。如阿司匹林,有普通药片、缓释片、肠溶片、散剂、栓剂,还有一些复方制剂等。每片含量各不相等,所以服药不能按片数,重要的是实际剂量。

说明书或处方中常用外文简写的含义为:g- 克;mg- 毫克(千分之一克);ug- 微克(千分之一毫克)。sig- 用法;A.C.- 饭前;P.C.- 饭后;qn.- 每晚一次;po.- 口服;im.- 肌内注射;iv.- 静脉注射;qd.- 每天1 次;bid.- 每天 2 次;tid.- 每天 3 次;4id.- 每天 4 次;q6h.- 每 6 小时1 次;q8h.- 每 8 小时 1 次。

（三）维护好家庭药箱

调查发现,当前家庭药箱管理存在较大隐患,仅有 40.6% 的家庭会定期整理家庭药箱,在近 60% 的家庭偶尔或从不整理家庭药箱。其中有 20% 的家庭不注意过期药问题。提醒大家要重视药物的保存期及有效期。

1. 干燥、防潮、阴凉

药品说明书上注明贮于干燥、防潮、阴凉处的药物,尤应注意这一点。干燥,指相对湿度为 50% ～ 70%;阴凉,指温度不超过 20℃。夏天尤应防止受潮变质。

2. 低温、冷藏、避光

胎盘球蛋白,丙种球蛋白、白蛋白、三磷腺苷、辅酶 A、胰岛素、甘油栓、吲哚美辛(消炎痛)栓等药物,易因受热而变质或变形,应放置在 2 ～ 10℃ 的低温处保存,一般放置冰箱冷藏层即可,勿放入冰冻层。对要求避光的药品,可选择棕色玻璃容器或在容器外罩一层黑色避光纸保存。

3. 贮存药物时间不能过久

很多药品久存会失效,应定期检查,防止过期。一般药品上注明有效日期,如心绞痛患者必备的硝酸甘油,以及抗生素和生物制品等,一旦过期,质量会发生变化,降低疗效,毒性增加,不宜再用。老年人备用的急救药盒中的药物要定期更换,以防失效。如碘酊存放过久,可挥发变为不能杀菌的碘化氢和碘化烷。有些药物如糖浆、口服液、胃蛋白酶合剂等,一旦打开瓶盖包装,应在数日内用完,不宜久留。

4. 识别有效期

一种为推算方法,即包装盒上写"有效期 3 年",此种表示方法须查清该药的生产日期或生产批号,如生产批号(Batchno)20000201,即表示该药为 2000 年 2 月 1 日生产的,有效期至 2003 年 2 月 1 日。另一种为直接表示法,即包装盒上直接写上"有效期至 2003 年 2 月 1 日。

年、月、日表示顺序各国习惯不同,欧洲习惯为日、月、年,如 8/102001,

即 2001 年 10 月 8 日。美国习惯为月、日、年,如 May.10.2001,即 2001年 5 月 10 日。

5. 识别药物是否变质

用药前一定要仔细进行检查,若发现片剂表面出现花斑、发黄、发霉、松散或有新的结晶;糖衣片表面褪色、出现花斑或黑色、崩裂、黏连、发霉;胶囊剂外壳软化、变形、碎裂、表面黏连;丸剂变形、变色、变硬、发霉等,均表示药品已变质,不得服用。若发现注射剂颜色变深、出现杂质、浑浊、沉淀、絮状物、分层等均提示已变质,不得再用。若发现粉针剂结块、变色、潮解也不能再使用。

(四)服用中药应注意的事项

1. 警惕中药的不良反应

中医中药深受慢性疾病患者的青睐,认为中药无不良反应。其实不然,近年来,加强了对中药的监管,已经陆续发现了数十种中药有明显的肾毒性。其中有雷公藤、马兜铃、山慈姑、关木通、牵牛子、苍耳子、大麻、使君子、益母草、胖大海等。最近发现龙胆泻肝丸内含有关木通和马兜铃酸,对肾脏有毒性。监管发现,有数十种中成药存在着一定的毒性,不能长期服用,如安宫牛黄丸、苏合香丸、冠心苏合丸、朱砂安神丸、冰硼散、磁朱丸、六神丸、玉枢丹、牛黄清心丸等,汞含量均超过食用安全标准。服用中药时如果配伍不当也可产生严重的不良反应,应引起我们足够的重视。

2. 服用中药要忌口

服药期间禁止食用某些食物称为忌口。因为大多数中药都来自动物和植物,与食物同源,有着共同的特点。中医认为,食物与中药一样,也具有寒、热、温、凉四性和酸、苦、甘、辛、咸五味。服用中药期间,所进的饮食应遵循与所用药物同性、同味;忌吃与药物性、味相反的食品。

患风寒感冒,用辛温解表的方剂或中成药,如用感冒清热冲剂,应忌用苦寒生冷的食品,否则,就会降低药物的疗效。如有里热上攻、热毒蕴蓄所致咽喉肿痛、目赤耳鸣、发热,属急性咽喉炎、扁桃体炎等,应用散热消肿、苦寒药,如黄连上清丸或牛黄上清丸等。[①]

此时就应忌服辛、辣、温性食品,如辣椒、胡椒、酒等,否则,不但可降低药物疗效,有时还会加重病情。在服用中药期间应忌饮茶水,因为茶叶含有鞣酸、茶碱、咖啡因等,易与中草药中的生物碱、蛋白质、重金属盐等结合,形成沉淀物质,影响吸收,降低疗效。

(五)如何煎煮中药汤剂

1. 选择煎药容器

煎煮中药最好选用砂锅或搪瓷容器,这类容器导热均匀,化学性质稳定,对药材的合成和分解不产生干扰。禁用铁锅,如无砂锅和搪瓷锅,可暂用紫铜锅或铝锅代替。

2. 煎煮中药的一般方法

将配伍好的中药放入砂锅内,加入 3 ～ 5 倍的冷水,最好是凉开水(自来水所含氯对某些中药的成分会产生影响),先浸泡 10 ～ 20 分钟,再酌情添水。辛温解表药加水略过药面即可;补益药加水过药面 2 ～ 3 厘米即可;吸水量大的中药,如山药、薏苡仁、茯苓等,则适当增加水量。

加热煮沸时在药材煮开前用强火,煮开后用温火。芳香类解表药、理气药,主要有效成分容易挥发,煎药时间不宜过长,水开后 15 分钟左右即可;补益药主要成分为水溶性,煎药时间需长些,小火微煮 30 ～ 60 分钟。然后滤出药液,为 100 毫升左右最好。再加 2 ～ 3 倍量水煎煮 20 ～ 40 分钟,滤取药液,将两次的滤液合并加以浓缩至 200 ～ 300 毫升,分 2 ～ 3 次服用。

3. 服药的时间及方法

服药的时间及方法:一般服药时间最好在两餐之间服用,如上午 10:00 和下午 4:00,分 2 次服。服用辛温解表和祛寒药,为发汗解表和祛除里寒者,药液宜较热时服用。用清热药为清解热邪,药液应放凉再服。温养补益药宜药液微温时服用。

[①] 姚蕾.老年人服务与管理概论 [M].北京:清华大学出版社,2018.

第三节　把握技巧,学会自我保健

一、自我保健的作用

世界卫生组织明确提出,每个人的健康长寿60%取决于自己,自我保健最重要。自我保健,目前已由自发行为上升为科学的自觉行为。世界卫生组织将其列为"自我保健医学",称之为第五医学(第一医学为临床医学,第二医学为预防医学,第三医学为康复医学,第四医学为保健医学)。自我保健医学与前四种医学相比,它是健康科学的飞跃。从理论到实际方法上都有鲜明的特点,它不再仅仅以疾病和病人为对象,而是强调健康状态的人自我保护和管理。强调个人健康智慧,这种智慧虽然包括医学,但非医学规律所能囊括,要在自己观察和实践的基础上,找出什么对自己有益,什么对自己有害,以获得最成功的保健。倡导科学的自我保健,不仅要有全新的健康理念与方法,提高实现自我健康管理的能力与行动,对自身的健康真正负起责任,而且在疾病治疗中,能理智地应对自身疾病,理解医师对疾病治疗的意图,提高对医师治疗的依从性。自我保健是非职业性的卫生保健服务,医疗机构的服务变成了健康管理和健康促进的自我服务,它所起到的健康效果是医疗机构难以达到的。其特点具体表现在:

自我保健是自我行为,即依靠健康知识和必要的医学知识和保健技能,与虚弱、易患疾病、早衰作斗争,为自己的健康做出明智的选择。

自我保健是主动行为,老年人强调"积极养老",主动积极地应用养生保健知识和健康管理方法,在增进健康,疾病康复中调动和挖掘自身的潜力,自己维护健康和生命。

自我保健与医学同步发展。随着医学模式由一维模式向多维模式转变和疾病谱的变化,已将疾病分为躯体疾病、身心疾病、心身疾病和精神疾病,这些疾病是综合因素作用的结果,尤其是老年人多为"一人多病,一病多发"。因此强调运用综合平衡理论,善于将医学、生物学、社会学、养生学的知识综合应用,学会"自己给自己查体",选用适合自己的养生保健和疾病防治方法,"治未病"维护健康,提高生活质量;有了病症,知道及早就医检查,主动选择和参与疾病的诊治,促进医患双方的沟通与合作,促进医疗资源合理利用。

人生一世会有很多磨难,有的困难靠别人帮助是可以克服的,唯有健康只有靠自己,自我保健,自我管理,自我康复,才能自己少受罪,家人少受累,节约医药费,健康为社会。

总之,建立一个综合性的自我保健系统,不但包括疾病的早防早治,更包括合理膳食与营养、体育锻炼、戒烟限酒、心理平衡、环境卫生、生活规律和意外防范等内容。通过自我保健、自我管理健康的方法维护健康,可以使 1/3 的疾病得以预防;1/3 的疾病得以早期发现,早期治疗;1/3 的疾病得以正确诊治而减轻病痛和延长寿命。可见生命和健康主要掌握在自己的手中,拿起自我保健的健康伞,健康长寿之路就在你的脚下。

二、自我保健的内容及方法

(一)自我观察

主要观察近来身体有何不适及身体各器官的功能有何变化,了解自己的健康状况,及时发现异常和危险信号,以便进行针对性的自我调理,早期发现疾病,早期治疗。因此,每位中老年人都应学会观察自己的健康状况,随时关注自己身体发生的变化。

1. 体温

中老年人应注意检测自己的体温变化。正常人在早晨静卧情况下,口含体温表量出的温度一般在 36.3 ～ 37.2℃,一般每日体温波动不超过 1℃。发热常是某种疾病的表现,说明身体正在发生某些变化,如体温过高或发热时间长达 2 天以上,就应该由医师诊治。在夏季,老年人容易中暑,此时身体如有不适,量一下体温是否升高,可以帮助判断是否有中暑的可能。

2. 疼痛

人体组织器官有病变时,可引起疼痛。疼痛给患者带来痛苦,是坏事,但也是好事,它能起到疾病警报的作用,早去医院检查,以争取时间早期得到诊治。如发生疼痛,应将每次疼痛发作情况都记录下来,有助于向医师详细描述你疼痛的感受以供明确诊断。在未明确诊断时切忌乱用止痛药，或忍而不医，以免延误疾病的诊治。

（1）心绞痛。老年人供应心脏本身的血管——冠状动脉，多半有粥样硬化，由于硬化斑块随着年龄的增长越来越大，冠状动脉有被阻塞的趋势。当老年人爬高、跑步、过喜或大怒时，心脏本身需要的血液增多或引起冠状动脉收缩而引发心绞痛，发生疼痛时，患者应即刻做心电图检查，以明确冠心病的诊断。已明确患有冠心病的患者，应随身或在经常活动的场所备有硝酸甘油等救治药物，一旦发生心绞痛，应立即服药，以缓解疼痛，防止心绞痛进一步发展为心肌梗死。

（2）腹痛。腹痛的原因比较复杂，老年人在患胃炎、胃及十二指肠溃疡、胃穿孔、阑尾炎、胆囊结石、胆囊炎、胰腺炎、肠梗阻等急腹症时，往往痛得不像青年人那样剧烈，各种伴随症状也往往不典型。当腹痛难以缓解时应及早去医院诊治。如果以往有胃及十二指肠溃疡的腹痛从有规律而变得没有规律时，应及早去医院做胃镜检查，以排除胃癌的可能。禁用镇痛麻醉药，以免掩盖症状。

（3）头痛。老年人很少发生功能性头痛。有高血压、动脉硬化病史的老年人，如发生头痛尤其应注意是否有脑供血不足、脑梗死或脑出血的情况。长年头痛的中老年人应去医院查清病因，新出现头痛应高度警惕是否有颅内肿瘤。

（4）痛觉不对称。有一侧身体感觉不到疼痛，或针扎时痛得不如另一侧明显，多为神经系统疾病，应去医院检查。

3. 体重

应定期测量体重，一般在 1 个月内体重增减不超过 3 千克。体重的增加容易患高血压、心脑血管疾病、糖尿病等。肥胖带来的危害尤以腹围大于臀围者为甚；相反，体重下降75%的患者有潜在的疾病，如结核、恶性肿瘤、甲状腺功能亢进、晚期糖尿病和忧郁症等，也值得中老年人注意。

4. 视力

注意有否视疲劳、视力下降，眼内有无分泌物和出血。除了要注意视力的变化外，还要注意当双眼注视前方时能否看得见两侧的景物，视野的缺损有时是颅内肿瘤的一种表现。

5. 听力

部分老年人的听力呈逐渐下降的趋势,是否有耳鸣或耳聋?突然发作的耳聋和天地旋转感尤其要注意,多为椎基底动脉缺血所致。

6. 颜面

当一觉睡醒后发现口角歪斜,说话不清时,要及时就医,分清是面神经麻痹还是脑血管病所致,以便及时正确治疗。

7. 淋巴结

在颌下、颈部、锁骨上窝腋下和腹股沟处分布着大量淋巴结。当局部有外伤、感染时,淋巴结多有肿大、疼痛。中老年人应常常自摸一下,上述部位的淋巴结,如有新长出来的无痛性肿大淋巴结,应及时就医,以排除恶性肿瘤淋巴结转移的可能。

8. 乳房

更年期女性是乳腺癌高发期,应定期检查乳房有无肿块,最好经常自我检查,发现一侧乳房有无痛性肿物时,要及时去医院检查。在缺医少药的边远地区,时有患者一侧乳房有乳头下陷、乳头溢液、表皮破溃等乳腺癌特征表现发生。中老年男性要注意乳房有无结节,也有发生乳腺癌的可能。

9. 呼吸系统

正常人每分钟呼吸 16～20 次,呼吸与心跳的次数比例为 1∶4。肺部感染是中老年人致命的疾病之一。长期患慢性肺部疾病的中老年人要警惕发绀、气喘和咳痰的性状、颜色,尤其注意痰中是否混有血丝。痰中带血时尤其要警惕是否发生鼻咽癌及肺癌。

10. 循环系统

要定期测量血压、脉搏,有高血压的患者最好在家中自备血压计,每天自己测量 1～2 次,适时调整降压药物,将血压控制在理想水平。有心脏病的患者要经常自摸腕部脉搏(脉搏每分钟 72 次左右),或让亲属用听诊器或将耳朵贴在左胸乳头部,测每分钟心搏的次数、节律是否规则,每分钟内有几次停搏的现象,注意伴随的症状加以鉴别,并配合用药治疗。

11.泌尿系统

应注意排尿的次数、尿量(一昼夜尿量1500毫升左右,多于2500毫升或少于500毫升为不正常),有无特殊气味,尿的颜色改变,有否尿频、尿急、尿痛、排尿不畅、尿线变细或肉眼可见的血尿等。如出现无痛性肉眼血尿,应进一步检查,排除肾脏、膀胱、前列腺肿瘤。当有腰部绞痛或小便时疼痛的人,应注意是否有肾和尿路结石。

12.生殖系统

男性一侧睾丸不对称性肿大,精液中带血,或阴茎头上有溃疡等,应注意除外生殖系统肿瘤的发生。老年女性停经后有无阴道流血或异常分泌物,警惕妇科癌的发生。

13.骨、关节

中老年人腰腿痛,注意疼痛的关节有无肿胀、疼痛性质、畸形、活动的灵活性,以明确诊断。

14.神经系统

主要观察是否有头晕、头痛、恶心、呕吐、视力障碍、肢体感觉和活动是否受限等。如有阵发性头晕、眼花、耳鸣、跌倒、突然说不出话的患者要注意脑梗死的发生。逐渐加重的行走困难,下肢行动不便利,大、小便失禁的老年人,要注意有无神经系统的肿瘤。

15.贫血

贫血是老年人常见疾病。由于老年人贫血缺乏特征性症状,因此对轻度贫血也不能掉以轻心,要进一步检查寻找贫血原因,尤其要注意有无恶性肿瘤、慢性感染和营养缺乏等隐匿性因素存在。

(二)自我判断

依据自我观察所获得的信息,主要是判断自己原有疾病的病情是否加重或发生了其他新的变化,严格掌握自我判断的尺度,能够分清是正常还是异常,并能自行处理;如对判断为正常或异常无把握,或偶发、新出现的病症,自己难以判断的,应去医院检查,以免贻误诊治。

原有的慢性支气管炎发作频繁,如严冬季节感冒后咳痰增多,出现黏痰、脓痰,两肺出现哮鸣音,则可判定为慢性支气管炎急性发作或伴肺部感染。

患有冠心病的患者剧烈活动或情绪波动时发生左胸阵发性疼痛,可判断为心绞痛发作。

患有高血压的患者,生气后头晕脑胀,情绪激动,测量血压超过140/90毫米汞柱时,应注意休息,应用镇静药或降压药物,防止并发症出现。

患有心脏病的患者,感到心悸、心慌、气短、脉搏每分钟有多次漏跳者,可判断为心律失常发作。

患有胃溃疡的患者,吃了生、冷、硬的食物后,胃区疼痛,手按上去反而感到舒服些,可判断为胃溃疡发作。

患有胆囊炎、胆石症的患者,饱食后右上腹绞痛并在右侧肋缘中部有压痛点,可判断为胆囊炎、胆石症发作。

患有肾结石的患者感到腰部剧痛,或小便时会阴部疼痛伴有血尿者,可判断为肾绞痛发作。

中老年人发生新的症状时,或在一段时间内反复出现的症状,一般不要自己下诊断,应到医院检查清楚,以免耽误疾病的诊治。

（三）自我治疗

自我治疗是指在疾病诊断明确和对相关药学知识与治疗措施清楚的情况下,自己或在医师、药师指导下,选用非处方药物或简易治疗方法进行常见病治疗。俗话说"久病成良医",中老年人当已确诊的老病复发进行常规治疗或发生小伤、小病时,有条件的中老年人可以自己治疗。[1]

1. 吸氧

众多疾病在其发生发展的不同阶段,或作为致病原因或作为疾病加重的结果都与缺氧密切相关。及时改善机体的缺氧状况,是确保其他一

---

① 王锗词.老年健康长寿全书[M].长沙：湖南科技出版社,2009.

切保健或治疗充分发挥作用的关键。家庭氧保健和治疗,应在医师指导下进行。一是慢性病康复期的生理性缺氧,以及补充各种环境性缺氧,作为预防缺氧,称为氧保健;二是用于纠正病理性缺氧,用于冠心病、脑供血不足及肺部疾病及肺功能不全的患者,作为疾病辅助治疗的手段,称为氧疗。可在家中备有氧气袋、小氧气瓶、小制氧机,需要时自行吸氧。使用时要注意安全,防止火种引爆事故。

2. 灌肠

老年人多有便秘发生,尤其是长期卧床者,可用开塞露或1%肥皂水灌肠,亲属要学会灌肠方法。灌肠水温为39～41℃,插直肠管时不要用强力,灌肠速度要慢。

3. 皮下注射

有糖尿病的中老年人多由自己进行皮下注射胰岛素,用一次性注射器及针头。注射前用3%碘酊(碘酒)及75%乙醇(酒精)棉球或用复合碘及医用消毒棉签消毒局部皮肤,用手指固定注射区周围皮肤后,将针头与皮肤成30度角刺入,进针深度为针体长度的1/2,抽吸无回血后,缓慢推注。近年来,由于胰岛素笔、胰岛素泵及高压无针注射器的应用,为糖尿病患者提供了更大的方便。

4. 药物治疗

药物要严格按适应症、规定剂量、服药方法和疗程服用,口服药品袋上要有药品名称及保质日期,注意药品的失效期。服药时最好站立服用,温开水送服,不要用茶水、酒水及粥汤服药。同时患多种疾病的人,用药应抓住重点,切忌胡子、眉毛一把抓。

5. 物理疗法

中老年人有些慢性病,如骨与关节损伤,软组织炎症,可采用自我保健按摩、热疗、磁疗等进行治疗,可取得较好的效果。

(四)自我预防

当前危害人们健康主要是慢性非传染性疾病,更应遵循自我预防的规则。

一是生活要规律,包括坚持早睡早起,保证充足睡眠;饮食定时定量,保持营养平衡;劳动、运动适度,动静结合;衣着随气温变化增减。

二是保持最佳心理状态,情趣要多样,包括勤奋学习,认真做事,发展爱好,家庭和睦,亲朋互助融入社会,对不良心理因素应加强自我调控,自我解脱,永葆心理青春。

三是改变不良生活习惯,如饮食无节制,起居无常,贪玩无度,劳作无序,情绪不佳,久坐不动等。特别要革除吸烟、酗酒、吸毒等不良行为,营造一个文明健康的卫生环境和生活方式。

(五)自我急救

在某些危急的情况下,患者及周围的人应具有基本的急救常识,才能最大限度地提高救治效果,挽救病人生命。

1. 急救电话

中老年人及其家属应知道急救中心呼叫电话"120""999"及社区或本单位医务人员的电话号码,熟悉指定的定点医院或就近医院,呼叫救护时要讲清如下内容:病人所在详细地址,病人的主要病情,呼叫者的姓名及电话号码;呼救后,要派人在住所附近明显处迎候救护车,把病人就诊所需要的病历资料、诊疗经费及所需物品都提前准备好,以便及早送往医院救治。身边无人照顾的老年人应与邻居、亲属或所在社区建立联系方式,保证有急病时能紧急呼救。

2. 急救卡

中老年人外出时应随身携带自制或单位制的急救卡,放在上衣口袋内。写明姓名、单位或住址、联系电话、定点医院、病案号、血型、过敏史、主要疾病的诊断和现用药物等关键内容,外出一旦发病时,便于他人按急救卡的内容采取必要救治措施。

3. 急救盒

中老年人应随身携带有硝酸甘油、异山梨酯(消心痛)和地西泮(安定)等急救药的急救盒,当突然心前区剧痛时,能及时服用急救药品,防止进一步发展成为心肌梗死。

4.氧气袋

患有肺、心疾病的中老年人,家中应常备氧气袋、氧气瓶或制氧机等救生用品,当气喘严重、心力衰竭时马上吸氧,以缓解症状。

5.学会救命两项技术

胸外心脏按压和人工呼吸,亦称心肺复苏术。

6.就地治疗

中老年人发生心绞痛、心肌梗死或脑卒中等疾病时,不要急着搬动护送病人去医院,以防止路上颠簸使病情加重,必须就地救治,急呼"120"或门诊部,将医务人员请至发病地点,现场救治,等病情稳定后,再用急救车护送至医院。

7.建立家庭病历

中老年人对自己的健康状况要心中有数,应将过去看病的病历及各种检查资料、检查报告等医疗文件保存好,建立一个家庭病历档案,有助于动态观察各项身体功能指标的变化,了解疾病发展变化,以便早期、连续进行诊断和治疗。

第四节　规划起居,做好日常保健

一、起居生活保健

起居生活保健,是指规律的生活习惯,有序地安排作息时间,衣食住行讲究科学。人在成长过程中,为适应外部环境的节律变化,支配寿命的生物钟指挥着人体的生理活动,使之形成一定的节律。中医养生学自古就确立了"起居有常"的思想,如按时起居、按时工作与学习,适度运动、定时进餐、定时大便等。可以说,起居有常就是顺应人体内部节律的

"生物钟养生法"。^①

寝食无度、交际频繁使人生活规律失调,使大脑皮质失去平衡与协调而早衰;高血压、冠心病、糖尿病、脑血管病相应发生。还有一层含义是中老年人应回归自然,饱尝天地之灵气,享受田园之欢乐,这对身心健康大有益处。从长寿老人规律生活的经验和医学专家研究的结果,提示中老年人在日常生活中应从以下几个方面建立有规律的生活秩序和良好的生活习惯。

（一）起居有常

1. 晨醒缓起几分钟

医学专家倡导,体弱多病的老年人起床可遵循三步曲:先睁眼—清醒—注视 2～3 分钟;再坐起—半卧位—头颈轻转或注视 2～3 分钟;最后把脚挪至床前—静坐 2～3 分钟—离床,可减少诱发体位性晕厥和卒中等疾病的突发机会。实验证明,早晨 5～6 时是生物钟觉醒"高潮",体温上升,此时起床会使精神饱满。

2. 空腹一杯白开水

养成早晨起床后喝一杯温(凉)白开水(250～500 毫升),使夜间变得黏稠的血液得到稀释,改善血液循环,可预防心脑血管病的发作,对防治便秘也有一定作用。我国民间早有清晨空腹喝一杯水的养生传统。日本流行多年的"白水疗法"也提倡晨起喝一杯水。还有美国研究机构制定的"长寿守则"中有"清晨锻炼先喝水"的忠告。

3. 起床开窗,不忙叠被

经常开窗,有阳光的天气起床后先开窗,空气流通,有益健康。为消除一夜睡眠存留在被子里的代谢产物,起床后不忙叠被,先把被子翻个面平摊在床上,再打开窗户,然后去洗漱、晨练,之后再叠被整理床铺,才符合卫生要求。

---

① 王伯军,殷祯岑.感悟生命 夕阳更红 老年生命教育读本 [M].上海:复旦大学出版社,2017.

4. 勤于洗脚,讲究沐浴

睡前洗个脸,用热水烫烫脚,这是多数长寿老人的生活习惯,可促进血液循环,双脚温暖,容易入睡。沐浴可清除皮肤污渍,加速血液流通,促进新陈代谢,还可消除疲劳,换来精神愉快,给身心健康带来无限裨益。

但是,老年人沐浴应注意:水温以接近体温为宜,应防范浴室内温度过高;一次沐浴时间不宜过长,每次热浴 10～30 分钟;洗澡的最佳时间是晚上临睡前,剧烈活动后、空腹过久、餐后 1 小时内不宜沐浴。家里无他人时最好不要单独洗澡,更不能锁住浴室的门单独洗澡。

(二)饮食卫生

1. 饮食适时,饥饱适中

一日三餐制,是人类适应长期“日出而作,日落而息”的生活习惯而形成的饮食节律,基本符合人体生理需要。各餐的食量也不能平均分配,而应根据相应时段所需的热量来科学调配,一般倡导满足早餐、吃好午餐、节制晚餐,每餐只吃七八分饱为宜,切忌饱饮、饱食的不良习惯。

近年来,科学家研究发现,多次进餐可使血清胆固醇维持较低水平,三餐的食量可分 5 次吃完,提倡老年人每日食四五餐为佳,有助于预防肥胖症、糖尿病等相关的慢性病。

2. 食必新鲜,慢吃细嚼

要尽量吃最新鲜的食物,以防病从口入。长寿老人饮食卫生秘诀为:“不吃隔夜做熟的饭菜,不吃已有特殊气味(开始变质)的鱼肉,不吃放置变黄的蔬菜,不吃过期发霉食品,不吃酱菜,少吃腊味等。”慢吃细嚼也是长寿老人的共同特点。无论家庭或集体聚餐,应提倡公筷、公勺或分餐制,以防传染性疾病交叉感染。

(三)知晓饮水的学问

水具有调节人体温度、维持体重稳定,参与新陈代谢、维持生理活动,运送营养,维持细胞内外渗透压和酸碱平衡,保持细胞最佳状态的作用。健康的机体必须保持水的平衡,通俗地说,人体每天排出多少水分,就需要补充多少水分。如果体内长期补充水分不足,或因大量出汗、严重腹泻等原因造成失水过多,就会引起机体脱水,影响健康。如失水占体重 10% 时,身体正常生理功能会受到影响;如失水达 15% ～ 20%,生命就有危险。①

国内外营养专家认为,成人每天饮水 1500～3000 毫升(相当 8～12 杯)。老年人每日饮水量可控制在 1500 毫升左右。饭前、吃饭时和刚吃完饭则不要大量饮水,以免冲淡唾液、胃液,造成消化不良,最好在两顿饭中间分次适量饮用。有 3 个不可忽视的最佳饮水时间,即早晨起床后饮一杯温开水,可补充一夜的体液消耗;饭前 1 小时饮一杯有助于消化,增进食欲;睡前饮一杯可稀释血液,对预防脑血栓有良好作用;洗澡前后要喝适量的水。老年人体内水分比年轻人少 1/3,容易口渴,感觉反应迟钝,所以,即使不觉口渴,也要勤喝水。如果误认为只有口干时身体才缺水,就会导致慢性脱水,不仅可致人体衰老,而且是百病之源。

饮用安全、清洁的水是每个人的基本生理需要。饮用水的选择,最为重要的是应选择天然水经多层净化处理而符合国家卫生标准的自来水或井水,并且是弱碱性的(pH 7.1 ～ 8.5),弱碱性水还有保健功能。首选最宜日常饮用的新鲜白开水,并且应成为主导的日常饮用水。据美国专家研究发现,煮沸后自然冷却至 20 ～ 25℃的白开水,具有特异的生物活性,它能为人体细胞营造一个健康的生存环境。

值得注意的是,放置超过 24 小时的开水不宜喝,因其中含氮有机物会不断被分解成亚硝酸盐,如有细菌污染,此时含氮有机物的分解加速,亚硝酸盐的含量会更多,饮用后会影响血液的运氧功能。

不提倡经常或长期饮用纯净水和功能饮料,更不能用汽水代替开水,这类饮用水虽可补充体内水分,但对人的生理组织、器官功能都会有些副作用。天然矿泉水、天然泉水、山泉水虽然是最佳饮用水的选择,但多数尚未达到国家规定的天然矿泉水的指标。

健康饮用水的标准:据对全国优质饮用水源的调查分析,符合以下标准的水是健康水:不含有害有机物和异味物质,如有机物、重金属离子和细菌;硬度适中(指水中钙、镁的总量或 $CaCO_3$ 的量,$CaCO_3$ 越多,水越硬)的理想指标是 170 毫克 / 升左右;含人体所需的矿物质和微量元素适中,比例适宜;pH 指标偏碱性(在 7.0 以上);水中的溶解氧及二氧化碳含量适中;水分子团小;水的生理功能(渗透力、溶解力、代谢

① 王崇一 . 老年健康长寿之道 [M]. 北京:人民军医出版社,1999.

力、氧化还原性）较强。

（四）衣着保健

中老年人衣着除注重仪表端庄、各有风度之外，更要从其生理功能及卫生学要求讲究卫生保健。

1. 衣着适度，与季节变化相适应

老年人在量体裁衣的前提下，应选择重量轻、质地柔软的衣服，内衣要宽松，裤带应选择松紧带，衣袖、裆围应宽大些；鞋袜松紧适度，穿在身上既方便又舒适。过硬的衣领易致颈动脉窒息综合症，心律失常或脑缺血；应尽量不穿套头的衣服，利于脱换。衣着要随季节变化而更换，增减衣服应抓两头：一头是从春入夏，气温多变，温差大，有步骤地慢慢减少衣服，切勿突然减衣，春夏之交突然减衣则易发生感冒和其他疾病。另一头是从秋入冬，切莫因北风突袭而穿上大棉衣，应根据气温下降程度，宁愿让身体凉爽些，缓慢增加衣服，才能适应寒冷气候。我国有句古话，"捂四冻九"，就是指增减衣服要掌握上述规律。

中老年人穿的衣料，应不穿或少穿化纤面料衣服，确保内衣、内裤、衬衫选用纯棉、真丝制品，以防静电伤害身心，以及因透气、吸湿性差而让真菌得以繁殖，有损健康。真丝衣裤还可防治压疮和老年皮肤瘙痒症。

2. 保持清洁卫生

现代服装的面料及其加工和洗涤过程，都有化学物质成分，特别是内衣、内裤直接接触皮肤。据研究显示，各种洗涤用品，特别是柔顺剂中的化学物质都可直接或间接进入人体，会造成蓄积并损害免疫功能，影响血液系统功能，柔顺剂中所含的人工合成芳香物质对神经系统可造成慢性毒害，因此，洗衣服和进行其他清洁时应尽量少用，合理选用清洁剂和柔顺剂。尽量选用氧系清洁剂，少选氯系清洁剂，不选多功能清洁剂。

尽量少用宣称有抗菌功能的清洁剂，因为这类清洁剂通常添加了三氯沙或烷基酚成分，易破坏生态。用过柔顺剂后再过一次清水漂洗，可以清除一些水溶性污染物。使用清洁剂前要看其成分说明书及所标识的注意事项，认清其成分和功能，不能随便混合使用，应控制和减少洗涤剂的使用量，多用清水漂洗，将衣物悬挂在空气流通处使洗涤剂挥发。新的衣服应先洗后穿,先用清水浸泡数小时后,清洗几遍再穿。老年人防御功能减退,容易受微生物的侵袭,故身穿的衣服应勤洗,保持清洁卫生,防止发生皮肤病。

二、易被忽视的生活卫生问题

（一）洗手

"病从口入",主要是指吃了污染的食品,而其中通过手将细菌、病毒带入人体占了很大的比例。据检验,人手上的细菌 90% 以上是藏在指甲缝里的。如果不注意手的卫生,吃东西时就会把污染在手上和藏在指甲缝里的细菌、病毒、虫卵带进口里,使人生病。"饭前便后洗手"已为人所知。近年来,专家们倡议"便前洗手",以防大小便时将可能沾污在手上的病毒接触到外生殖器、肛门等性病、艾滋病好发部位。但是,据调查表明,许多人实际上不懂得洗手的科学方法或不习惯正确地洗手。正确的洗手方法应是:

（1）用自来水将手淋湿,涂上肥皂搓出泡沫,注意要让手心、手背、手指都沾上肥皂沫,然后反复搓双手以及容易隐藏细菌的指甲、指缝等部位,整个揉搓时间至少 30 秒钟(可默数 30 个数),让肥皂沫充分发挥作用。

（2）用流动的清水冲洗干净,时间应不少于 50 秒钟(默数 50 个数)。

（3）用干净的毛巾擦干双手(或用烘干机烘干)。如果触摸了农药、化学制品等污染物,最好使用消毒液洗手,每次洗 3 遍。

（二）切菜板

据检验,每平方厘米的切菜板上有葡萄球菌 200 多万个,大肠埃希菌 400 多万个,还有其他细菌。生、熟食物交叉污染是发生食物中毒的主要原因之一。因此,要有两块菜板和两把菜刀,将生、熟食分开,并做到分别定期清洗消毒。

（三）洗衣机

细菌学专家试验证明,很多病菌、寄生虫水浸不死,日晒难灭,洗衣粉、漂白粉也不能杀灭。因此,使用洗衣机时要讲究卫生,不可多人衣服一起洗,更不能混用洗传染病患者的衣服,否则会传染上各种疾病。

（四）冰箱

冰箱内有一种耶尔森菌，可在 0℃的低温下大量繁殖。因此，冰箱内存放的食物要加热后才可食用；否则会出现腹泻、恶心、呕吐、发热等症状，导致耶尔森结肠炎的发生。

三、向睡眠要健康

睡眠是人类生命活动所必需的生理现象，约占一生的 1/3 时间，是健康不可缺少的组成部分。中老年人由于生理、心理、病理等原因，睡眠障碍是高罹患的群体。据国外调查，60 岁以上老年人中睡眠障碍的现患率为 30%～40%。中国老年群体存在睡眠障碍者高达 45.4%，此外还有 5000 万人在睡眠中会发生呼吸暂停症。[①]

长期失眠还是诱发老年抑郁症和老年痴呆的重要危险因素。睡眠障碍系指睡眠相关疾患的总称，其中包括失眠、睡眠呼吸障碍、中枢性过度嗜睡、睡眠觉醒调节障碍等 8 类 80 多种疾患，是影响人健康寿命的 7 种因素的重要一项。所以，世界各国都越来越重视以各种形式倡导健康睡眠。国际精神卫生组织主办的"全球睡眠和健康计划于 2001 年发起了一次全球性活动，将每年的 3 月 21 日，即春季的第一天定为'世界睡眠日'"。健康睡眠是世界卫生组织确认的 21 世纪最重要的健康标志之一。

（一）了解睡眠的分类

按睡眠深浅度分类可分为浅睡眠和深睡眠两种。

按睡眠的形式分类可分为基本（普通）睡眠、科学睡眠和健康睡眠三种。基本睡眠能满足人的基本生理需求；科学睡眠能提高人们的睡眠质量，不会诱发疾病；健康睡眠，除了满足科学睡眠要求外，还能在睡眠中康复人体一些慢性病。

从脑电波表现分类睡眠可分为正相睡眠（即慢波睡眠）和异相睡眠（即快波睡眠）两种。慢波睡眠分为四期：第一期是入睡期，稍有刺激就会醒来；第二期是浅睡期，指入睡后 10 分钟左右，一般对外界轻微声响

---

① 王海玲，顾勇 .360 度中老年健康管理手册 [M]. 北京：化学工业出版社，2017.

不会有反应;第三期的轻睡期和第四期的熟睡期统称为深睡期,通过深睡眠,人的呼吸和心率呈减慢趋势,脑可以得到充分休息,消除疲劳效果最好。快波睡眠主要是躯体特别是肌肉的休息,但脑电波却呈现类似清醒时的活跃趋势的一种睡眠状态,此时脑的活动与清醒时差不多,并常伴随做梦。它同样是睡眠的重要阶段,一般占健康人睡眠时间的20% ~ 25%。慢波睡眠与快波睡眠在一夜的整个睡眠过程中会交替、转换出现5 ~ 6次,这是一种正常的、健康的节律。可见我们评价睡眠好坏,不仅要注意睡眠的总时间,更要考虑各睡眠期所占的比例,即睡眠质量。

(二)睡眠时间和生物钟

睡眠时间的长短,是由每个人的睡眠生理(生物钟)需要而形成一定的规律。人的生物钟是从起床开始的,即起床的时间就是生物钟的零点。调节自己睡眠时间的关键是调整自己的觉醒时间。当代科学家调查显示,每日平均睡8小时左右的人,寿命最长,当然这是就一般人来说的。

由于个体差异,人的睡眠时间也有所不同,而且还会随着年龄的增长而有所变化。但是,我们许多人却认为应该具有相同的睡眠时间,并希望自己每晚都能达到8小时睡眠。某个晚上达不到8小时或超过8小时,就担心出了什么问题。其实据统计,大约每10个人中有2个人(男性更多些)每晚只需要不到6小时的睡眠,而有1人则需要超过9个小时的睡眠时间。

看来,人与人之间对睡眠的需求差异是很大的,那种认为每天必须8小时睡眠也不一定就是科学的。但是,睡眠时间太长,反而对健康不利,因为改变了睡眠和觉醒的正常周期,使人体生物钟的节律紊乱,易使大脑处于抑制状态,影响人的生理活动,甚至会有头昏、不适感。

人的睡眠具有节律性,中午13:00、夜晚22:00至23:00,人感觉疲劳、体温下降、呼吸减慢,是身体各种功能处于最低潮的时间,选择这两个时段入睡为佳。这与我们前人强调的睡好"子午觉"是相符合的。另外,上午9:00、下午5:00人体也有一个困觉的高峰。因而,依照生物钟有规律地作息,有助于入睡。

(三)睡眠质量

睡眠是人静止休息且无知觉的状态,但并不是单纯、始终如一的状态,而是深睡眠和浅睡眠不同层次反复交替的过程。健康的睡眠是指能完全解除身心疲劳并能使身心恢复到次日所需状态的睡眠。出现睡眠不踏实、做噩梦、易惊醒、觉醒得早或醒后不能再入睡等质量不佳状态,都是浅睡眠现象。浅睡眠往往引起人体免疫力低下,影响智力,加速人的衰老,对人体健康的危害不亚于失眠。深睡眠即熟睡,睡眠质量高,使脑细胞得到休息,就能睡出健康来。浅睡眠容易发生在后半夜,深睡眠一般在夜晚 11:00 至凌晨 3:00。

深睡眠时间的长短,表明了睡眠质量的高低,即实际睡眠时间与躺在床上时间之比。正常、健康的睡眠除了符合入睡顺利即一般 10～15 分钟内入睡,睡眠过程良好即在整个过程中从不觉醒,保持足够睡眠时间即一般成年人一天睡 7～7.5 小时的客观标准外,还必须参照主观标准,即生理感觉,即第 2 天是否有头晕、头痛、四肢乏力等感觉;心理感觉,第 2 天是否有烦躁、焦虑等情绪出现;生活工作感觉,第 2 天的生活质量和工作效率是否受影响。世界卫生组织确定"睡得香"是健康睡眠的最重要客观指标之一。

(四)失眠症的防治对策

失眠是指睡眠发生和(或)维持障碍,致睡眠的质和量不能满足个体的生理需要,出现白天瞌睡、萎靡和一系列神经症状。失眠是困扰中老年人健康和生活质量的一个重要问题。

1. 老年人失眠的特点

随着增龄身心老化,导致失眠所占比例越来越高,表现不易入睡、睡眠表浅,夜间睡眠减少,白天的短暂睡眠时间及次数增加。

躯体疾病的增加,失眠多为继发性,如心脑血管病、夜尿增多、慢性疼痛、呼吸困难、咳嗽、老年皮肤瘙痒等引起的失眠。

老年人精神心理因素增多,患有孤独症、抑郁症、焦虑症或害怕失眠和梦有害的心理等是引起失眠的重要原因。失眠也常常是抑郁症等精神病的症状。

失眠又可影响内分泌和心血管等系统的功能恢复,可诱发或加重身心疾病。

老年人早醒更为突出,同时就寝时间早,睡眠时间短、表浅,缺少深睡,觉醒多,睡眠中断。

老年人常因离退休、丧偶、体弱多病而出现白天嗜睡、打盹增多、夜间失眠。

老年人松果体素和生长激素等促进睡眠的激素分泌减少,易发生失眠。

大脑视上核功能减退,使生物钟紊乱,导致睡眠—觉醒节律失调,引起昼夜节律颠倒,夜间失眠。

老年人常因疾病而服药,某些药物如中枢神经兴奋药和治疗胃肠疾病的药物等不良反应可引起失眠,或因失眠而服催眠药又突然停药,这又可使失眠加重。

不良生活习惯、行为造成生活不规律和对环境的适应力降低,都对睡眠有影响。

老年人易患睡眠呼吸暂停综合征,使睡眠时处于低氧血症状态,而致睡眠反应性中断。

2. 失眠症自我调节的对策

（1）查找失眠的原因

引起失眠的原因很多,出现失眠症后应首先查找并消除病因,应先试用非药物治疗。医治失眠症最积极的办法是心理调节和心理减压。研究显示,运用认知理论和行为学原理改变和矫正患者对睡眠和失眠的错误认识、错误态度,这对治疗中老年失眠有效。并告诫失眠之后,愈担心再失眠,夜晚就愈难以入睡。失眠不可怕,可怕的是"怕失眠"。失眠往往是某种疾病发生和复发的先兆,如不去医院就诊可能会掩盖一些躯体疾病,延误疾病的诊治。所以要重视原发病的治疗。

（2）起居生活规律化

这是避免失眠最基本的方法,坚持必有成效。按照人体睡眠与醒寝的规定时间。上床和起床,保持与自己的生物节律同步。因有事晚睡,早上也要按时起床。午睡最好不超过 30 分钟,养成小睡后苏醒的习惯,以获得午睡的好处。过长的午睡可能会使早已严重的失眠恶化。切记睡眠不能储蓄,睡多了无益;前夜没睡好,不能靠次日早晨晚起床或晚上早上床来弥补。这两种做法可能会加重失眠。[①]

---

① 　魏太星.老年保健指导丛书　生命篇[M].郑州：河南科学技术出版社,1984.

（3）改变不利于睡眠的生活习惯和不良行为

吸烟、饮酒、饮咖啡或浓茶、吃零食（特别是睡前进食）、吃饭过饱、晚睡（超过晚上11时睡）、在床上看电视、看书或思考问题等，或以娱乐形式赌博、上网，这些都要予以纠正。要注意劳逸结合，避免睡觉前过度兴奋。白天要坚持一定的运动量，睡前做一些使自己放松的活动，也可做按摩、气功、静坐等；坚持温水沐浴和热水泡脚。这些方面持之以恒，对睡眠是有利的。

（4）改善睡眠环境和选择科学的寝具

卧室要营造适宜的睡眠环境，如保持安静、昏暗、温度适宜、空气清新。也可在卧室安装低沉单调声音的放声器，以排除外界噪声对睡眠的影响。

床垫的选择：依据人体功能学，硬木板上应铺8～10厘米厚的软硬适中的床垫，床垫与人体躯干应保持处于生理状态并紧密结实（腰部不悬空），使骨盆脊柱和头部在一条水平线上。过软过硬的床垫对老年人都不合适，特别是患骨质疏松及骨关节病的老年人，更不能睡松软的床。夫妻同睡一张床，由于身高体重各不相同，以及睡眠习惯各异，可分别选择适合自己的单人床垫拼在双人床上，在床垫上铺被褥，这样可使夫妻双方都能获得自己满意的睡眠质量。

（5）利用饮食改善睡眠

应尽可能地进食有宁心安神、促进睡眠作用的食物，如小米、小麦、大枣、百合、核桃、牛奶、莲子、龙眼、桑葚、猪心、羊心等，并避免吃辛辣有刺激性的温燥食品。

（6）睡眠姿势

正常的睡眠姿势，不外乎有仰卧位、俯卧位、右侧卧位、左侧卧位四种体位。睡眠姿势的优劣是相对而言的，又因病有别，与年龄相关，况且睡眠过程中姿势的选择难以自控，是在变动之中，只有根据自己的身体情况，采用相应的睡姿，一般不宜左侧卧位（压迫心脏）和俯卧位；易打鼾的人和有胃炎、消化不良、胃下垂的患者，最好选择右侧卧位；食管反流患者应左侧卧位；肺气肿、脑梗死、颈椎病患者以仰卧为宜；严重心脏病伴发心力衰竭、哮喘、支气管扩张、腹水等患者要采取半卧位或半坐位。

3. 失眠症药物治疗的原则

药物治疗的目标是缓解症状,即缩短睡眠潜伏期,减少夜间觉醒次数,延长总体睡眠时间;选择对睡眠结构影响小的催眠药,以增加深睡眠;恢复社会功能,提高患者的生活质量。药物治疗应同心理和环境自我调节及培养健康的睡眠习惯相结合。催眠药的品种较多,各有特点,使用催眠药之前,患者要了解药物的作用机制、起效时间、维持时间和不良反应,在医师指导下对症用药,防止滥用。

(1)催眠药的特点

①能够很快催眠,服用后 30 分钟内一定可以入睡;②不引起睡眠节律改变;③没有宿醉现象(药物的过度镇静作用,与药物的半衰期有关),即第二天醒来自觉头脑清醒、精力充沛、工作和学习效率都提高;④无呼吸抑制作用;⑤不引起药物依赖,即成瘾;⑥与其他药物不发生相互作用。

(2)催眠药的选择

根据失眠特点选择如下药物:一般失眠首选非苯二氮䓬类药物,扎来普隆、安维得、唑吡坦、佐匹克隆及近年研制出的新的治疗失眠药物如加波沙朵,作为一线治疗;入睡困难者应选用快速起效短效药如咪达唑仑(多美康)、三唑仑(三隆吡海尔神)、酒石酸唑吡坦(思诺思);早醒者用长效药如地西泮、硝西泮、氯硝西泮;睡眠中断者可选用扎来普隆、佐匹克隆;睡眠质量差、睡眠不深和梦多者,可选用艾司唑仑、氟地西泮;处于焦虑状态的睡眠障碍者,可选用阿普唑仑。用药应从小剂量开始,达到有效剂量时不再任意增减。对不是每晚都失眠的患者,唑吡坦是理想的选择,它不仅能产生快速而令人满意的睡眠,而且不产生戒断症状。

抑郁症引起的失眠者,可选用小剂量阿米替林。对慢性失眠特别是顽固性失眠症患者,应避免长期、过量、同时服用多种催眠药,连续用药不超过 4 周,逐渐减量停药;如需继续服药,可更换药物,交替使用不同种类的苯二氮䓬类或非苯二氮䓬药物。

老年人应避免使用长效苯二氮䓬类药物,这类药会引起依赖、失效、耐药和药物性失眠。如果服用催眠药成瘾,应在医师指导下采用递减药量撤药方法和轮换撤药法逐步停药,绝不能突然停药,以防发生意外。此外,还可用中医中药、针灸、耳穴治疗及现代化的脑波治疗、氦氖激光治疗等。

（3）服用催眠药注意事项

催眠药应在睡前用温水服用，服药后即可上床睡觉，不宜与酒类或有兴奋作用的药物合用，服药后不宜再活动；停药后如出现多梦、噩梦，应坚持停药，服用催眠药应避免与其他中枢神经抑制药（如抗组胺药、镇痛药等）同时服用；睡眠呼吸暂停综合征患者，应禁止使用安眠药；肝肾功能减退者应慎用催眠药，并检查肝肾功能状况，以保证用药安全。

第五章　定期体检与老年健康促进与管理

老年人由于身体各方面机能逐渐衰退,在日常生活中为了避免身体出现重大疾病,做到提前预防,一个较好的方法就是定期体检。通过体检,可以对自己的身体状况有一个明确的了解,从而在日常生活中注意自己的身体健康情况。本章重点分析定期体检与老年健康促进与管理的相关知识。

第一节　老年人体检的相关知识

一、什么是老年人体检

老年人体检是主动到医院或专门的体检中心对整个身体进行医学检查。体检的目的是:有病早发现、早诊断、早治疗;无病早预防、早调理、早保健;观察身体系统功能,适时给予干预;加强对自我身体机能的了解,改变不良的生活习惯。体检不包括有病后到医院做的针对疾病的相关检查。

老年人体检是一个初步的筛查,一些慢性疾病是可以发现的。比如,尿常规能够发现肾脏方面的严重疾病;高血压、乙肝以及明显的肺部疾病可以通过测量血压、验血和胸片检查发现。对于一些比较复杂的病,常规的体检只是相关检查的一小部分。比如,癌症晚期普遍症状之一是贫血,体检中检查血红蛋白是能够查出贫血的,而有一些癌症并没有贫血,常规体检是查不出来的。所以,不能只看检验结果是否正常,而忽视医生签署的体检报告以及报告中的健康指导建议。[1]

---

[1]　杨振东.中老年健康长寿100讲[M].北京:中央民族大学出版社,1998.

体检报告是主检医生综合各科体检结果分析后得出的,其中融汇了主检医生丰富的知识和经验。如果报告中建议你需对某项进行复检,那么你就应该尽快复查,这也就由体格检查延伸到疾病排查阶段了。

二、老年人体检意义

随着年龄的增长,人体全身各系统各脏器的结构和功能都会发生退行性改变,许多疾病的危害性及其死亡率也随之上升。体检是对身体健康状况进行全面检查,从而掌握个体健康信息,做出健康状态的评价。它是预防疾病、完善自我保健的一种重要形式,是预防保健和临床医学的具体结合。每位老年人只有了解了自己的健康状态,才能有针对性地进行保健和调理,收获健康和长寿。慢性病具有症状轻、病程长的特点,早期往往难以察觉,不少人是在出现慢性病的严重并发症时才来正视健康问题,就太迟了。健康似空气,它无色无味,当您拥有时,并不觉得它的存在与价值;只有它减少或将要丢失时,才会觉得它的珍贵!所以,老年人定期体检是防患于未然,对健康长寿意义重大。

三、体检的注意事项

(1)体检前要了解体检项目,根据个体健康状况提出体检内容。

(2)体检前核对体检内容是否属实,各种化验单和检查项目是否齐全,并保管好自己的体检资料。

(3)受检前一天不剧烈运动,不劳累,不聚餐,不聚会,不熬夜。晚餐不要太晚,忌高脂、高蛋白、高糖、高盐饮食,禁酒,晚12点后不要再喝水。

(4)体检抽血、上腹部B超、上消化道造影需空腹,受检当日早晨要禁食、禁水。女性妇科和男性膀胱、前列腺检查需要膀胱充盈后再做B超。

(5)服用降压药者体检前不要停药,以便体检医师对目前降压方案进行评价。糖尿病或其他慢性病患者,应在完成空腹检查项目后及时服药,不可因体检耽误常规治疗。

(6)测量血压与做心电图前均应短暂休息,保持安静平和,以保证检查结果的准确性。如果体检所测血压与平时血压不符合,应休息

5～10分钟后再次测量。

（7）体检时面对医生的问询要如实回答陈述,这有助于医生准确分析判断。

（8）做完体检后要将全部查体资料交给导检人员,确认资料是否完整。

（9）体检结论是主检医师对整个体检结果、检验结果的分析总结,并为受检者提出了健康指导建议,对体检者健康指导,纠正其不良行为预防患病意义重大。

第二节　老年人体检报告解读

一、血细胞检测

血液是由血浆和血细胞组成的流体组织。血液在心血管系统内循环流动,起着运输物质的作用。血细胞可分为红细胞(RBC)、白细胞(WBC)和血小板。红细胞内的蛋白质主要是血红蛋白(Hb)。红细胞的主要功能是运输氧和二氧化碳。

（一）红细胞与血红蛋白的检测

正常值:男性血红蛋白 120～160g/L,红细胞(4.0～5.5)$\times 10^2$/L;女性血红蛋白 110～150g/L,红细胞(3.5～5.0)$\times 10$/L。

检测结果分析如下所述。

1. 红细胞及血红蛋白增多

指男性红细胞 >6.0$\times 10^2$/L,血红蛋白 >170g/L;女性红细胞 >5.5$\times 10$%/L,血红蛋白 >160g/L。

相对增多:见于严重呕吐、腹泻、大量出汗、大面积烧伤、甲状腺功能亢进危象、糖尿病酮症酸中毒、尿崩症等。

绝对增多:分为继发性和原发性两类。继发性红细胞增多症是红细胞生成素增多所致,可因缺氧(低氧)代偿性增加,如高海拔、严重慢性心肺疾病等;也因某些肿瘤或肾脏疾病非代偿性增加。原发性又称为真性红细胞增多症,是一种原因未明的红细胞增多为主的骨髓增殖性疾病,红细胞高达(7 ～ 10)× 10²/L,血红蛋白 180 ～ 240g/L。

2. 红细胞及血红蛋白减少

生理性减少:见于部分老年人、妊娠中晚期孕妇。

病理性减少:见于各种贫血。

(二)血小板检测

正常值:血小板计数(PC 或 PLT)的正常值为(100 ～ 300)× 10/L。血小板的功能是维持血管的完整性,参与止血过程。

检测结果分析如下所述。

1. 血小板增多

原发性增多见于骨髓增殖性疾病,如真性红细胞增多症和原发性血小板增多症、骨髓纤维化早期及慢性粒细胞白血病等;反应性增多见于急性感染、急性溶血、某些癌症患者。

2. 血小板减少见于

(1)血小板生成障碍,如再生障碍性贫血、放射性损伤、急性白血病、巨幼细胞贫血、骨髓纤维化晚期等。

(2)血小板破坏或消耗增多,如原发性血小板减少性紫癜(TP)、系统性红斑狼疮(SLE)、恶性淋巴瘤、上呼吸道感染。

(3)血小板分布异常,如脾肿大、血液稀释等。

二、红细胞沉降率测定(ESR 或血沉)

正常值:男性 0 ～ 15/1h 末,女性 0 ～ 20/1h 末。

检测结果分析如下所述。

血沉增快有生理性增快和病理性增快之分,生理性增快见于 60 岁以上的高龄者和妇女月经期,病理性增快则见于:

(1)各种炎症性疾病:急性细菌性炎症时,炎症发生后 2 ～ 3 天即可见血沉增快。风湿热、结核病时,因纤维蛋白原及免疫球蛋白增加,血沉明显加快。

（2）组织损伤及坏死：如急性心肌梗死时血沉增快，而心绞痛时则无改变。

（3）恶性肿瘤：增长迅速的恶性肿瘤血沉增快，可能与肿瘤细胞分泌糖蛋白、肿瘤组织坏死、继发感染或贫血等因素有关。

（4）各种原因导致血浆球蛋白相对或绝对增高时，血沉均可增快，如慢性肾炎、肝硬化、多发性骨髓瘤。

（5）其他：部分贫血患者，血沉可轻度增快。动脉粥样硬化、糖尿病、肾病综合征、黏液水肿等患者，血中胆固醇高，血沉亦见增快。

三、血液流变学检测

主要是测定血液黏稠度。血液黏稠度随切变率的变化而变化，分为高切变率、中切变率、低切变率。切变率高，血液黏稠度大，流动性差，形成血栓的危险性高；反之则血液黏稠度小，流动性好，形成血栓的危险性小。[1]

分类：

（1）全血黏度：高切变率下反映红细胞变形程度，高切黏度高，红细胞变形性差，全血黏度高。低切变率下反映红细胞聚集程度，低切黏度高，红细胞聚集性强，全血黏度高。中切变率是过渡点，意义不十分重要。

（2）血浆黏度：不随切变率的变化而变化，血浆黏度的高低主要取决于血浆蛋白（主要是纤维蛋白）浓度。

（3）红细胞压积：红细胞压积增高则血液黏度增加。

（4）全血还原黏度：分为高切还原黏度、中切还原黏度、低切还原黏度，与全血黏度意义相同。

（5）红细胞聚集指数：反映红细胞聚集性及程度的一个客观指标，增高表示聚集性增强，全血黏度增高。

（6）红细胞变形指数：红细胞变形指数大，红细胞的硬化程度高，红细胞变形性差，血液流动性差。

检测结果分析如下所述。

（1）全血黏度测定

血液黏度增高：见于冠心病、心肌梗死、高血压病、脑血栓形成、糖

---

① 于雅琴.老年健康与保健读本[M].北京：学习出版社，2017.

尿病、高脂血症、恶性肿瘤、肺源性心脏病、真性红细胞增多症、多发性骨髓瘤、原发性巨球蛋白血症、烧伤等。

血液黏度降低：见于贫血、重度纤维蛋白原和其他凝血因子缺乏症。

（2）血浆黏度测定

血浆黏度增高：见于血浆球蛋白和（或）血脂增高的疾病，如多发性骨髓瘤、原发性巨球蛋白血症、糖尿病、高脂血症、动脉粥样硬化等。

四、尿液检测

尿液检测是泌尿系统疾病最常用的项目。泌尿系统有炎症、结石、结核、肿瘤等疾病时，尿液成分会发生变化。尿液也可反映机体的代谢状况，如尿糖检测。

（一）一般性检查

1. 酸碱反应（pH）

正常值：pH 为 6.5，可波动在 4.5～8.0。由于膳食结构的影响，尿液酸碱度可有较大的生理性变化，肉食为主者尿液偏酸性，素食为主者尿液偏碱性。

检测结果分析：

（1）尿 pH 降低：见于酸中毒、高热、痛风、糖尿病及服用氯化铵、维生素 C 等酸性药物。

（2）尿 pH 增高：见于碱中毒、尿潴留、膀胱炎、肾小管性酸中毒、使用利尿剂等。

2. 尿液比重

正常值：正常值 1.015～1.025，晨尿最高。

检测结果分析：

（1）尿比重增高：血容量不足导致的肾前性少尿、糖尿病、急性肾小球肾炎、肾病综合征等。

（2）尿比重降低：大量饮水、慢性肾小球肾炎、慢性肾衰竭、肾小管间质疾病、尿崩症等。

（二）化学检查

1. 尿蛋白（PRO）

正常值：阴性（-）。

检测结果分析：

尿蛋白定性试验阳性（+），或定量试验超过 150mg/24h 尿，称为蛋白尿。

（1）生理性蛋白尿：在剧烈运动、发热、寒冷、精神紧张、交感神经兴奋及使用血管活性药物时，肾脏血管痉挛、充血，导致肾小球毛细血管壁通透性增加而出现的蛋白尿。

（2）病理性蛋白尿：见于肾小球肾炎、肾病综合征等原发性肾小球损害性疾病，糖尿病、高血压、系统性红斑狼疮、妊娠高血压综合征等继发性肾小球损害性疾病，以及肾小管病变。

（3）假性蛋白尿：尿中混有大量血、脓、黏液等成分而导致假阳性结果，见于肾脏以下尿道疾病，如膀胱炎、尿道炎、尿道出血及尿内渗入阴道分泌物。

2. 尿糖（GLU）

正常值：尿糖定性试验阴性（-），定量为 0.56 ～ 5.0mmol/24h 尿。

检测结果分析：

（1）血糖增高性糖尿：糖尿病为最常见原因。在甲状腺功能亢进、嗜铬细胞瘤等内分泌疾病可使血糖增高出现糖尿，称之为继发性高血糖性糖尿。还见于肝硬化、胰腺炎、胰腺癌等疾病时。

（2）血糖正常性糖尿：血糖浓度正常，因肾小管病变导致对葡萄糖的重吸收能力降低出现糖尿，又称肾性糖尿。见于慢性肾炎、肾病综合征、间质性肾炎、家族性糖尿等。

（3）暂时性糖尿：①生理性糖尿，如大量进食碳水化合物或静脉注射大剂量葡萄糖致一时性血糖升高，尿糖阳性。②应激性糖尿，在颅脑外伤、脑出血、急性心肌梗死等急症时，由于肾上腺素、胰高血糖素分泌过多或延脑血糖中枢受到刺激所致。

3. 酮体（KET）

正常值：阴性（－）。

检测结果分析：

（1）糖尿病性酮尿：见于糖尿病较重时，常伴有酮症酸中毒。

（2）非糖尿病性酮尿：见于高热、严重呕吐、腹泻、长时间饥饿、禁食、酒精性肝炎、肝硬化等。

4. 尿胆红素（BIL）与尿胆原（UBG）

正常值：尿胆红素定性阴性（－），尿胆原定性为阴性（－）或弱阳性（＋）。

检测结果分析：

（1）尿胆红素增高：见于急性黄疸型肝炎、阻塞性黄疸、门静脉周围炎、肝纤维化及药物所致的胆汁淤积。

（2）尿胆原增高：见于肝细胞性黄疸和溶血性黄疸。

5. 显微镜检查

正常值：红细胞 0 ～ 3 个 /HP，白细胞或脓细胞 0 ～ 5 个 /HP。

检测结果分析：

（1）镜下血尿：尿沉渣镜检红细胞 >3 个 /HP。

（2）肾小球源性血尿：多形性红细胞 >80%，见于急性肾小球肾炎、急进性肾炎、慢性肾炎、紫癜性肾炎、狼疮性肾炎。

（3）非肾小球源性血尿：多形性红细胞 <50%，见于肾结石、泌尿系肿瘤、肾盂肾炎、多囊肾、急性膀胱炎、肾结核。

（4）大量白细胞：多为泌尿系感染如肾盂肾炎、肾结核、膀胱炎或尿道炎。

五、动态心电图

动态心电图是指连续记录 24 小时或更长时间的心电图资料，可检测常规心电图检查不易发现的一过性异常心电图，还可了解检查者活动状态下及服用药物时的心电图变化。其应用范围如下：

（1）心悸、气促、头昏、晕厥、胸痛等症状性质的判断。

（2）观察心律失常的性质和早搏的定量。

（3）心肌缺血的诊断和评价，尤其是发现无症状心肌缺血的重要手段。

（4）治疗心肌缺血及心律失常药物疗效的评价。

（5）选择安装起搏器的适应症，评定起搏器的功能，检测与起搏器有关的心律失常。

动态心电图属于回顾性分析，并不能反映患者即刻的心电改变。由于导联的限制，尚不能反映某些异常心电改变的全貌。

六、其他

颈椎三位 X 线片、腰椎 X 线片、头颅 CT 等检查，了解老年人颈椎、腰椎和头颅的形态和功能变化，常作为老年人体检的增加项目。

第三节　老年人常见的疾病与健康指导

一、脑血管系统疾病

脑血管意外，又称脑卒中，是老年多发病，也是导致老年死亡的主要原因之一。

脑由大脑、间脑、小脑、脑干四部分组成，通常需要丰富的血液，以不断供应其氧和营养物质。如果血液一旦供应受阻，脑的血液循环发生障碍，氧和营养物质供应中断，就会产生脑组织功能的伤害或缺失，造成严重的后果。由于老年人机体衰老，心血管系统疾病随之增多，脑血管意外亦相应有所增加。脑血管意外一般可分为缺血性和出血性两类。

（一）短暂性脑缺血发作

短暂性脑缺血发作，也称小中风。它与脑动脉内微血栓形成有关。如动脉粥样硬化斑块脱落，就会使脑动脉内血栓形成，从而产生症状。只有当栓子为酵素所分解时，血流畅通，症状才会消失。本病多见于 50

岁以上的病人,其中大约三分之一患者迟早会发生脑梗死。[①]

本病有三个特点:一是症状突然发生,持续一二分钟,多至半小时;二是反复频繁发作,次数可一日数次,或数日、数月一次;三是总在同一肢体和部位,出现相同的症状。症状分两类:一类是因颈动脉系统缺血发作,可出现偏瘫、偏盲、偏身感觉障碍,或单眼失明、失语,有时可见精神错乱或意识障碍;另一类是因椎基底动脉系统缺血发作,则表现为头昏、眼花、走路不稳、眩晕、眼球震颤等。如脑干受累,可出现"猝倒",历时数秒或一二分钟,此后能自行爬起,而意识则始终清醒完整;如脑干、小脑缺血发作,可有复视,构音障碍,吞咽困难,交叉性瘫痪和感觉障碍,肢体共济失调等。本病需与低血压性昏厥、美尼尔氏综合征及局限性癫痫等严格区别。

治疗:要控制动脉粥样硬化、高血压、冠心病、高脂血症等,减少微血栓的来源和形成微血栓的条件,并进而预防脑梗死。对反复发作并日趋加重者,可考虑选用抗凝治疗,也可用丹参、川芎、三七参和其他活血化瘀的中药方剂。若保守治疗无效,可选用颅外动脉–颈内动脉间的血管吻合,或利用血供丰富的大网膜,移植覆盖脑缺血区,以改善缺血区的血液循环,控制"缺血发作"。

(二)脑梗死

由于脑血管闭塞、脑组织缺血缺氧而引起脑坏死,即谓之脑梗死。一种可能由脑血管病变所引起,如动脉粥样硬化、高血压、糖尿病,会使脑血管硬化,管腔狭窄阻塞,特别是硬化斑块及其附着血管壁的栓子脱落,发生血栓形成,最易出现上述症状。另一种可能是脑血管本身并无病变,完全因异物(固体、液体、气体)进入颈内动脉、脑内动脉而形成血栓所致。本病在 60 岁以上老年人中发病率较高,且常于安静、睡眠、血压下降、血流缓慢时发病。

根据不同起因,脑梗死可分为:动脉粥样硬化性脑梗死。脑梗死约占脑血管意外的 50% ～ 60%,其中大部分起源于动脉粥样硬化,所以叫动脉粥样硬化性脑梗死。一般起病较急,常在几分钟、几小时、一二天内达到病程高峰。起病时头痛,意识清醒,偏瘫。脑梗死区较广泛或椎–

---

① 于莹,姜淼.健康三十六计 中老年健康自我管理[M].北京:人民军医出版社,2011.

基底动脉梗死,则会导致神志不清。脑损伤症状以受累血管的分布、病程和侧支循环如何而有所不同。如颈动脉系统梗死,症状表现为病变对侧偏瘫、感觉障碍、失语、病人两眼向病灶侧凝视。如瘫痪、感觉障碍限于面部和上肢,则以大脑中动脉梗死可能性为大,而以下肢为主者,则以大脑前动脉梗死可能性为大。椎 – 基底动脉梗死,主要症状表现为眩晕、复视、眼球震颤、发音不清、吞咽困难、肢体共济失调、交叉性瘫痪和感觉障碍,直到四肢全部瘫痪等。根据病史和临床所见,对本病一般易于作出诊断,如与出血性脑血管意外难于区别时,可依赖脑血管造影来确诊。

治疗:在短暂性脑缺血发作时,积极的病因治疗极为重要。梗死急性期,如因血栓栓塞,应选用抗凝治疗,可静滴低分子右旋糖酐、丹参及其他扩血管药物,以减少血液的黏稠度,使之活血化瘀,促进侧支循环建立,改善病变区的血液循环,如因脑水肿,可用脱水剂,如甘露醇、白蛋白,也可加用激素地塞米松,以增强脱水效果。在治疗期间,要注意用低脂、低胆固醇饮食,并用降血脂药物,特别要加强护理,预防肺炎等并发症,适时应用抗菌素等。度过急性期(一般 7 ~ 10 天左右)后,则应加强瘫痪肢体的功能锻炼,并辅以推拿、按摩、针灸及中药益气化瘀等治疗,以改善瘫痪肢体的功能,减少残废的程度。随着显微血管外科的普及,对一些诊断明确的病人,还可选用外科手术治疗(见前述短暂性脑缺血发作的治疗项)。

脑栓塞约占脑血管意外的 10% ~ 20%。起病急骤,常于数分钟、数小时达到病程的高峰,个别病人可在数天内呈阶梯式进行性恶化。大约五分之四病人的栓塞发生于脑基底动脉环前半部分分布区,临床表现为面瘫、上肢单瘫、偏瘫、失语、局限性抽搐等;大约五分之一的病人发生于脑基底动脉环后半部分分布区,可出现眩晕、复视、共济失调、交叉性瘫痪等。

治疗:基本同动脉粥样硬化性脑梗死。因多并发于心脏病,故防治心脏病是重要一环。星状神经节封闭,亦叫"颈封",对扩张脑血管、改善脑血液循环有较好的作用。

多发性脑梗死一般认为与高血压和脑小动脉硬化有关。因许多脑小动脉闭塞形成微梗死,所以称多发性脑梗死。在急性期,可有偏瘫、吞咽困难、病理性哭笑等症状,当脑水肿消退后,一般不留后遗症,但在梗死区会留下小腔隙。进入慢性期,可出现记忆障碍、智能衰退等症状。

随着梗死多次发作，小腔隙增多，会出现痴呆症状，但这须与老年性痴呆、老年性精神病相区别。

治疗：应积极治疗高血压、高脂血症等。可选用血管扩张剂脑益嗪25毫克，一日三次；环己杏仁酸盐100毫克，一日三次。镇静剂氯丙嗪和神经营养剂脑复新、维生素乌、地巴哩等也可选用。

（三）脑出血

脑出血虽可来源于动脉、静脉、毛细血管破裂等方面，但以动脉性出血为多见，大多发生于大脑半球，少部分发生于脑干和小脑。本病约占脑卒中病人的 10% ～ 20%。一般认为，这与高血压病密切有关，多发生于 50 岁以上的高血压病人。因高血压使小动脉形成微动脉瘤，易于在血压升高时破裂出血，脑小动脉痉挛，也会使远端缺血坏死而继发出血。常起病急骤，数分钟、数小时即可达病程高峰。因出血部位、范围不同、症状也各不相同。但大多从突感头痛不适、频繁呕吐开始，继之意识模糊、昏迷、呼吸深沉、有鼾声，重则呈潮式呼吸，一般伴有大汗淋漓、大小便失禁、血压上升、抽搐等。

大脑半球出血以内囊部位出血为多，形成偏瘫、偏盲、偏身感觉障碍之典型"三偏症状"，头和眼可转向病灶侧，即凝视病灶。如为主侧半球内囊出血（多为左侧），可有失语。如桥脑出血，可呈深昏迷、瞳孔缩小似针尖，病灶侧面瘫，对侧上下肢软瘫，头和双眼转向非出血侧，即凝视瘫肢。如出血波及双侧，则出现双侧面瘫、四肢瘫痪，少数则呈去大脑强直、体温升高、呼吸不规则等。小脑出血者，有头痛、眩晕、瞳孔缩小、发音含糊、颈项强直、肢体共济失调、意识逐渐模糊、昏迷、呼吸不规则，最终可因脑疝而呼吸停止。也有少数病人，因病程凶险、神志昏迷，可在短时内呼吸停止而死亡。脑室出血者多为基底节出血，血液充满脑室和整个蛛网膜下腔系统，一两个小时内即进入深昏迷，四肢瘫痪或抽搐，也可有脑膜刺激症状，去大脑强直，呼吸深沉而有鼾声。如血压下降、脉搏不规则、体温升高等，则表明病情转入危笃。[①]

根据高血压病史和临床症状，辅以必要的超声波检查和腰椎穿刺等，可获准确诊断。大约有 10% 左右的病人，脑脊液不呈现血性，需通过电子计算机控制的断层扫描，即 CT 检查，才能明确诊断。

---

① 张开宁.老年医疗健康读本 [M].昆明：云南科技出版社，2017.

治疗：用利血平 0.25 毫克，每日 2～3 次；或珍珠降压片每日 2～3 次，每次 2～3 片，复方降压片每日 2～3 次，每次 1 片，以控制高血压，并使血压降至稍高于正常的水平。积极防治脑水肿，可使用脱水剂、激素等，还可用冰帽降温，以降低脑的耗氧量。

另用止血剂并辅以抗菌素和必要的安定镇静剂等。当然，对生命体征稳定的大脑半球实质浅表出血或小脑出血的病人，可考虑手术治疗，以清除血肿和止血减压，常能挽救生命。但病程中要加强护理，保持呼吸道通畅，注意防止口腔感染、肺炎、泌尿系统感染和褥疮等并发症。

（四）蛛网膜下腔出血

自发性颅内血管破裂，血液流入蛛网膜下腔，称为蛛网膜下腔出血。占脑中风病人的 1%～15%。常见的病因是颅内动脉瘤、血管畸形等。任何年龄均可发病，起病一般较急，有剧烈的头痛、呕吐、意识障碍及脑膜刺激症状。老年病人则常以嗜睡、精神萎靡、烦躁为主，体征有颈项强直，抬头试验和屈髋伸膝试验（+），有的可出现一侧椎体束征（+），或偏瘫、单瘫、失语等，眼底检查可见视网膜出血，腰椎穿刺呈血性脑脊液。

治疗：此类病人应严格卧床，包括大小便均不宜下床，持续三四周，给予镇静止痛剂，如安定、可待因、安侬痛等（老年人一般不用吗啡、度冷丁）。另用止血剂，以促进止血；用脱水利尿剂、激素，以防治脑水肿。此外，宜选择适当时机进行脑血管造影，早期定位诊断，早期手术治疗，以防出血反复发作。

（五）脑血管意外的预防

脑血管意外是心血管系统疾病或周身整体性疾病在脑部的表现。预防脑血管意外，必须首先对原发疾病因素进行积极防治。如有效控制高血压，可明显降低脑出血的发病率；控制糖尿病、高脂血症，可防止或减缓动脉粥样硬化的发生，进而防止脑梗死和短暂性脑缺血发作；心血管系统原有疾病如心肌梗死、风湿性心脏病、急性细菌性心内膜炎等得到有效治疗和控制，则脑栓塞可大为减少。其次是减少或避免发生脑血管意外的诱因。如烟酒可使小动脉痉挛，血压升高；暴怒、过度兴奋或忧郁，可使体内儿茶酚胺增加，血管阻力增大；高盐饮食，可增加机体对血管活性物质的敏感性，导致钠盐潴留而引起高血压；高脂肪、高胆固醇饮食，可促进动脉粥样硬化的发展，并增加血液的黏稠度而促进脑梗死、脑栓塞的形成。再次是强调运动锻炼的必要性。适当的运动锻炼，可加速机体的新陈代谢，降低血胆固醇和低密度、极低密度脂蛋白的含量，提高高密度脂蛋白的水平，防止血黏稠度增加、血流缓慢等状态的出现。

近年来有人主张服用阿司匹林，防止血小板凝聚，以减少脑栓塞、脑梗死的发生。用量：0.15～0.30克，每日一次，饭后内服，男性老年病人可长期服用。此外，经常检查血黏度、血小板凝聚性，并应用电子计算机控制的检诊手段，对心血管系统疾病、脑血管意外作出预报，以指导脑血管意外的防治。

二、心血管系统疾病

（一）动脉粥样硬化

动脉粥样硬化是以动脉管壁增厚变硬、弹性减退为特征的一种病变。动脉粥样硬化的发病率和发病严重程度，随年龄增加而增加，并有明显的家族遗传倾向。吸烟、饮酒、精神因素、高血压、高血糖等，也与此病直接有关。

1. 动脉粥样硬化的临床表现

（1）主动脉粥样硬化。老年人主动脉粥样硬化时，管壁变硬，弹性减弱，管腔变小，外周阻力增大，因此出现动脉压升高，使心脏负荷加重，心肌肥厚，引起充血性心力衰竭。

（2）冠状动脉粥样硬化。常发生于冠状动脉的左前降支和右冠状动脉的右旋支及左冠状动脉总干。粥样硬化斑块大小不一，分布也不均匀。它使管腔狭窄、血流受阻，引起心肌缺血及心功能不全。临床上常表现为心绞痛、心肌梗死。

（3）脑动脉粥样硬化。脑动脉内膜增厚、管腔狭窄，影响了脑的供血，出现脑血栓、脑梗死，甚至脑萎缩的症状。

（4）肾动脉硬化。肾动脉壁增厚、管腔狭窄，引起肾血流量减少，肾小球滤过率降低，肾小管的排泄和再吸收能力减退，肾功能下降，临床则表现为顽固性高血压、肾功能衰竭的症状。

2.动脉粥样硬化的防治

（1）合理饮食是防治动脉粥样硬化的重要条件。饮食总热量不可过高，特别是老年肥胖者，饮食量应维持在一般劳动者热量的75%～80%为妥。避免进食过多的动物性脂肪和含胆固醇高的食物，提倡食用低脂肪、低胆固醇、清淡和富有蛋白质、维生素的食物，如植物油、豆类、金针、木耳、香菇、水果、蔬菜等。

（2）保持愉快的情绪，适当开展体育活动。如坚持保健体操、打太极拳、散步或大步慢走、呼吸新鲜空气等。既可加强机体的新陈代谢、降低血脂水平，又能调节大脑皮层和植物神经功能，加强心血管系统的舒缩功能和心肌储备能力。

（3）积极治疗与本病有关的疾病。如高血压病、高脂血症、糖尿病，以及肝、肾和内分泌等疾病。

（二）冠心病

因冠状动脉硬化，管腔狭窄，血流减少，引起心肌缺血、缺氧的心脏病，称为冠心病。轻者临床可无症状，重者则病情危急，可以致命。冠心病往往在劳累、寒冷和情绪激动的情况下发生。临床表现为阵发性胸闷或心前区压缩感，并可向左肩、左上臂或颈部放射，即心绞痛。

如果冠状动脉持续痉挛或有血栓形成，使管腔急速阻塞，而侧支循环尚来不及充分建立时，便可造成心肌缺血性坏死，即心肌梗死。如果冠心病没有得到合理治疗，心脏长期处于供血不足，则可导致心肌营养不良、萎缩、纤维结缔组织增生、心脏收缩力减退，最后发展成心力衰竭。

1.冠心病的临床类型

1979年世界心脏病联合会及世界卫生组织将冠心病分为：心绞痛（又分劳累型心绞痛，新出现的心绞痛，稳定型劳累性心绞痛转恶性心绞痛，自发性心绞痛），心肌梗死，心律失常，心力衰竭，原发性心脏骤停五类。

心绞痛的发生。正常人的冠脉循环有很大的储备力量，在剧烈活动时，冠脉血流量可以满足心肌代谢活动的需要。当冠状动脉硬化时，管腔变窄，血流不畅，心肌需氧量超过有病变的冠状动脉供血、供氧能力，心肌就会发生暂时性缺血缺氧，产生心绞痛。

诱发心绞痛的因素很多,常见的如参加重体力活动、跑步、快走、上坡、顶风走路和追赶公共汽车等。有时穿衣、扫地、大便、情绪激动、饱餐、洗澡和寒冷也可引起心绞痛发作。

老年人的心绞痛症状较轻,多为闷痛、钝痛或灼痛,很少绞窄性疼痛。所以,有可能被误为胃痛或神经官能症。

2. 心绞痛的应急措施

心绞痛发作时,应立即停止活动,安静平卧。轻者,休息后可使心绞痛缓解;重者,则需要用药。目前临床应用的抗心绞痛药有亚硝酸制剂、钙拮抗剂、β 受体阻滞剂三种。

亚硝酸制剂。硝酸甘油,舌下含用 0.25 ～ 0.5 毫克,二三分钟即可消除心绞痛的症状,持续作用三四十分钟。老年人初次最好用 0.25 毫克,以免发生体位性低血压。如果含用五分钟后无效,可重复用 0.25 毫克。

钙拮抗剂。硝苯毗庭,对防治冠状动脉痉挛,治疗心绞痛有较好的效果。一般用法,20 毫克每日 2 ～ 3 次口服。老年人必须慎用,用量不宜过大。

受体阻滞剂。常用药有:心得安,10 ～ 20 毫克,每日 3 次。心安 10 毫克,每日 2 次。受体阻滞剂是通过减弱心肌收缩性,而减慢心率,使心肌需氧减低。潘生丁、心可定以及麝香保心丸、益心丸、苏冰滴丸、丹参片等也有较好的效果。[①]

3. 心肌梗死的主要临床表现

心肌梗死发病急骤,有剧烈而持久的胸骨后疼痛、休克、心律失常、发热等症状。血检时,白细胞上升,红细胞沉降率加快,血清谷草转氨酶增高。心电图检查时,S-T 段一时上升或明显下降,T 波倒置或高耸。而老年人心肌梗死常无明显的先兆表现,有时虽有乏力、胸闷、眩晕或气短感觉,但由于年老体衰往往被忽视。少数老人无胸痛,只有阵发性上腹痛或胸闷、气急、心悸,偶有下颌牙齿疼痛。为此,应密切注意观察,随时做心电图检查。

---

① 张理义.老年人如何讲究心理保健[M].南京:东南大学出版社,2007.

4.急性心肌梗死的治疗

老年人急性心肌梗死的治疗是非常复杂的,特别在出现并发症时,处理更为困难。近年来由于监护系统复苏技术的进步,除颤起搏器的使用,中药丹参、吉林参、麝香保心丸和扩血管活血化瘀药物的应用,以及外科手术、急救措施的改进,使急性期心肌梗死的抢救成功率大为提高。

（1）患者在急性梗死期应绝对卧床休息,就地抢救,充分给氧,对恐惧不安或疼痛难忍者应迅速止痛,并用吗啡和度冷丁,以生理盐水稀释,在2～3分钟内缓慢注入静脉,用电子设备严密观察各项生命指标的变化。

（2）及时处理各种并发症。老年人因心、肝、肾功能减退,使用利多卡因治疗和预防心律失常时必须注意用量,否则会出现嗜睡、头晕、耳聋、言语障碍、呕吐甚至痉挛等副作用。有心衰时,一般可用利尿剂(速尿)或根据病情加用洋地黄制剂。如伴有急性肺水肿,应先给硝酸甘油或消心痛舌下含化,并注射速尿和吗啡,同时予以补氧。出现低血压时,可用去甲肾上腺素、多巴胺和多巴他明等药,尽量不用儿茶酚胺类药。中药生脉散、四逆汤、独参汤,对提高血压也有较好效果。

（3）急性初期数日给流汁饮食,此后渐改软质饮食。有心衰的病人给低盐饮食。

（4）每天保持大便通畅。

5.预防冠心病的发展

随着对冠心病病因和病理的认识不断提高,近年来对冠心病的预防已积累了不少经验,认识到冠心病是可以防治的,首先要消除对冠心病的畏惧和悲观失望情绪,并使用一切方法积极防止疾病的发生和发展。

（1）应重视对于基本疾病如高血压、糖尿病、肥胖症、高脂血症的治疗。凡有高血压病的,一定要使其血压保持在正常范围内,不要忽高忽低或持续不降。凡血脂高的,应以饮食控制和增加体力锻炼为主,如血脂仍不降,可考虑选用1～2种降脂药。

（2）注意饮食调配,保持生活规律。少吃动物脂肪含量较高的食物,多吃一些豆类和蔬菜。每餐不应吃得过饱。体重超重者,除适当减少饮食中总热量外,尚应控制食量,严禁暴饮暴食。晚饭应进易消化的食物,并以少食为宜。

（3）提倡从事轻微的体力活动,包括散步、轻便体操等锻炼。有利于促进机体的脂肪代谢,使脂肪、胆固醇分解,血脂下降,减少胆固醇在动脉壁上的沉积,促进血液循环,提高心肌的血液供应,改善心肌代谢。

（4）在日常生活中应避免节奏过快或突然用力的动作。如追赶汽车等。

（5）在严冬季节应注意保暖。外出应避免迎着大风快步、长时间行走。洗澡用40℃左右温水为宜。

（6）平时应随身携带冠心病急救盒。如有变质,应及时更换。

（7）如心绞痛频繁发作,症状加重,应住院作短期休息和治疗。

（8）禁止吸烟,禁止饮烈性酒。吸烟饮酒可引起心率加快,心肌耗氧量增加,心脏血管痉挛,心肌应激性增高,冠心病加重。

（三）高血压病

1. 老年高血压病的特点

高血压病是老年人常见的综合症。凡是血压超过160/95毫米汞柱者,一般都可以诊断为高血压病。老年人随年龄增长,血压多呈收缩期增高型,但急进性高血压并不多见。由于老人压力感受器敏感性差,血压调节反应不良,因此用降压药时,剂量不宜过大。尤其在选用中枢神经性抑制剂和神经节阻滞剂时,更要特别谨慎。老年人的收缩压保持在160～170毫米汞柱的水平上还是比较合适的。老年高血压病的临床症状病情进展缓慢,形成期可长达10～20年以上。早期一般无明显症状,轻者只感头痛、头昏、头胀、烦躁、失眠、耳鸣等,重者可出现暂时性失语、失明、肢体活动不灵甚至偏瘫,症状持续数分钟至数天。有时由于血压突然升高,会出现剧烈的头痛、恶心、视力模糊、心悸,包括心前区不适。这是高血压危象。如果血压急剧升高,伴有脑部血循环急性障碍,出现脑水肿和颅内压增高的症状,则属高血压脑病。

高血压病常伴的心、肾、脑并发症若血压持续增高并多年不降,动脉壁长期缺氧营养不良,动脉内膜通透性增高,渗入管壁的血浆蛋白逐渐凝固,发生透明性改变而导致硬化,可出现高血压晚期的并发症,通常以心、肾、脑等处的病变为最常见,如心力衰竭、肾功能衰竭、脑出血等。因此,对老年高血压病人,除平时注意观察血压的波动外,还应定期检查心、脑、肾的功能,力争早期发现和早期治疗高血压并发症。

2. 高血压的防治

(1)合理饮食。限制食盐摄入量,每日以 2 克左右氯化钠为宜。限制脂肪摄入量,每日以 60 克左右为宜,大豆制品、蔬菜、水果可多食一些。

(2)患了高血压病一定要在医师指导下坚持服药。老年高血压患者用抗高血压药物治疗,副作用比青年人高 2～3 倍。为此,要选择高效、副作用低的药物,剂量逐渐增加,使血压维持在接近正常水平。老年人患动脉粥样硬化性高血压,可选用利尿性抗高血压药,忌用交感神经阻滞剂,如美加明,易引起严重体位性、运动性低血压,会发生心、脑供血不足的危险。

(3)注意劳逸结合。要有充分的休息和睡眠时间,消除恐惧和紧张心理,适当参加一些轻微的体育活动,如气功疗法等,均有降压和稳定疗效的作用。

(四)高脂血症

人体血浆中所含的全部脂类(脂质),简称血脂。血脂包括甘油三脂(即脂肪)、胆固醇、磷脂和游离脂肪酸。我国正常成人空腹时的血脂含量应是:甘油三脂 20～120 毫克当量 / 升,总胆固醇 120～240 毫克当量 / 升,游离脂肪酸 0.2～0.6 毫克当量 / 升。如果血脂含量高于正常值时,即属高脂血症。

1. 高脂血症的临床意义

随着心血管疾病的研究和防治工作的不断深入发展,近年来临床对高脂血症越来越重视。特别是过多的胆固醇,可以导致老年人动脉粥样硬化病、冠心病,甚至造成心肌梗死等严重疾病。

2. 高脂血症的预防

(1)控制饮食和减肥,是预防高脂血症最重要的措施。当食物的能量长期超过体内外活动所消耗的热能时,多余的能量就会在体内转化成脂肪储存起来,使人逐渐发胖。老年人过于肥胖对长寿很不利。标准体重为身高(厘米)-105。据文献报道,45 岁以上的人,如体重超过 10%,

每超 1 磅,寿命减少 29 天。防止肥胖,就要控制饮食,减少热能摄入,尤其是高糖和高脂肪食物,如米、面、糖果、点心、肥肉、肝肾等内脏。一般要求老年人每日每公斤体重摄入脂肪量不宜超过 1 克。

(2)老年人应多吃植物性油脂。因为植物性油脂含较多的不饱和脂肪酸,可降低血胆固醇,而多吃动物脂肪和蔗糖,则容易引起高胆固醇。但对含蛋白质丰富的瘦肉、鸡蛋、大豆及其制品、含糖少而含维生素和无机盐丰富的蔬菜、水果,倒应经常吃,对防止肥胖极重要。

(3)提倡多饮茶。茶叶含有丰富的有益人体的物质,经常饮茶可以摄入多量维生素 C,对增强血管韧性弹性、降低胆固醇和防止动脉硬化有益处。

平时适当进行慢速长跑。据实验报道,一个血胆固醇偏高的人,在用 16 分钟跑完 3 公里后,胆固醇可下降 35.5%。

避免过度紧张和激动。一般说,在应激情况下,会使儿茶酚胺分泌增加,血压增高,心率增快,血中游离脂肪酸增高,因而导致胆固醇和甘油三脂合成加快。所以要力求避免紧张和激动。

3. 合理应用降脂药物

高脂血症病人如经饮食控制后血脂仍不降低,应选用下列降血脂药。

安妥明,口服每日 3 ~ 4 次,每次 0.5 克。服用期间应定期检查肝、肾功能。

菸酸,口服每日 3 次,每次 0.3 ~ 0.5 克。长期应用时要注意肝功能。同类药物有菸酸肌醇酯,口服每日三次,每次 0.2 ~ 0.4 克。

亚油酸丸,口服每日 3 次,每次 0.9 ~ 1.5 毫克,宜与维生素 C 同服。

谷固醇,口服 20% 混悬液 20 ~ 30 毫升,每日 3 次。

维生素 C,每日至少 1 克,口服。

复方磷酸脂酶片,每日 3 次,每次 150 ~ 250 毫克。

单味中草药,如首乌片,每日 3 次,每次 5 片。

山楂、麦芽、茶树根、桑寄生、虎杖、三七参、灵芝、玉竹等也均有一定的降脂作用。

三、消化系统疾病

人体必须不断地从外界摄取营养物质以维持其新陈代谢和生命活

动。食物在胃肠道分解的过程,称为消化;食物经过消化后再由肠道黏膜进入血液循环的过程,称为吸收。消化和吸收是紧密联系的两个过程。

消化有机械性和化学性两种。机械性消化是依靠消化器官的运动功能来磨碎食物,使食物与消化液混匀,在沿肠向前推进中促使吸收。化学性消化是依赖消化液中各种酶的作用,把食物中的多糖分解为单糖,脂肪分解为甘油、脂肪酸,蛋白质分解为氨基酸,这些分解产物被消化道黏膜吸收,然后进入血液循环,被机体所利用。

老年人内脏器官的老化现象,往往表现在腺体的萎缩,重量的减轻,分泌液的减少,从而功能低下,反应迟钝。所以,当老年人突然出现消化道的症状或习惯的明显改变,应引起重视,并及时进行检查。据 500 例老年人尸体解剖的统计,有 20% 直接死亡于严重消化系统疾病。老年人的恶性肿瘤大约有 50% 位于消化道。因此,当老年人发现吞咽困难、幽门梗阻、黄疸及上腹痛等症状时,决不可掉以轻心。老年人一定要注意自我保健,按期作健康检查,做到早期诊断,早期治疗。[①]

(一)咽、食管疾病

咽、食管吞咽不协调。老年人吞咽不协调,大多数为功能性症状,当有吞咽不协调症状出现时,应及早进行检查,以除外病理性改变。食管开口于咽喉部,早期咽喉部病变可以没有任何症状。但经过纤维内窥镜检查,却能发现无症状的咽喉癌和咽喉异常病变,其中有的人声带白斑,一年后竟发展为鳞癌。吸烟是造成咽喉部白斑的危险因素。白斑和喉癌有相关性。然而咽喉部白斑无症状,X 线颈餐也难以发现,只有纤维内窥镜可清楚地看到咽部全貌,并能进行活组织检查,从而帮助确诊。作纤维内窥镜检查痛苦小,对老年人也没有特殊禁忌。

食管裂孔疝。这是老年人的常见病。此类病人往往剑突下有堵塞感和烧灼感,伴返酸、返食,有时可出现上腹和胸前区痛,常被误诊为心绞痛。但用 X 线颈餐检查和纤维内窥镜检查都可确诊。内窥镜检查还可鉴别是否系滑动型食管裂孔疝和有无返流性食管炎的存在。滑动型食管裂孔疝均因老年人肌肉松弛、肥胖、腹压增高、剧烈恶心或呕吐,使

① 王海玲,顾勇.360 度中老年健康管理手册[M].北京:化学工业出版社,2017.

胃底和食管贲门段通过松弛扩大的膈肌内孔疝入胸腔所致,可进行腹肌锻炼、减肥、睡觉时垫高枕头等办法来缓解自觉症状,不必进行手术治疗。

返流性食管炎在有吸烟、饮酒嗜好的老年人中较为多见。由于食管下端括约肌功能紊乱,吸烟、饮酒及精神紧张,不但会促使胆汁返流入胃,破坏胃黏膜屏障,引起返流性胃炎,而且胃液还会返流入食管而致食管炎。轻者黏膜充血水肿变脆,重者黏膜糜烂和浅表溃疡出血。其症状一般表现为:咽喉部有烧灼感、上腹部痛、烧心、返酸及剑突下刺痛。早期食管癌也有类似症状,纤维内窥镜检查可明确诊断。患返流性食管炎病人,应戒烟酒浓茶,并用胃复安治疗,每日中午和晚上睡前各服 10 毫克,也可与氢氧化铝胶(每日 3 ~ 4 次,每次 5 ~ 8 毫升)交替使用。服用胃复安时,要禁用阿托品类药物。

(二)胃疾病

1. 慢性胃炎

据万余例纤维胃镜检查,有 50% ~ 60% 的人患有慢性胃炎,老年人中以浅表性胃炎最多见,但到 60 岁以后萎缩性胃炎的发生率显著增高。

慢性胃炎的发病原因尚不完全清楚,但一般认为与以下因素有关:急性胃炎未彻底痊愈而导致慢性胃炎;长期过度吸烟、饮酒(特别是烈性酒),喝浓茶、咖啡等对胃有刺激;由于幽门功能失调,胆汁返流后,致十二指肠液(主要含胆汁)返流,胆汁中的胆酸(在胃内以胆盐形式存在)和溶血卵磷脂、胰酶等经过胃酸活化,破坏胃黏膜屏障,导致慢性胃炎。此外,慢性胃炎的发生,与免疫机能改变也有关系。

因为慢性胃炎缺乏特异性症状,所以大多数患慢性胃炎的人并无自觉症状,有的可能只有饱胀、嗳气、食欲减退、恶心等消化不良症状。纤维胃镜检查和颈餐胃肠检查都能予以诊断。

防治原则。注意饮食,定时定量,勿进过多刺激胃的食物。戒烟酒并注意保持心情舒畅。对症治疗,消除病因。高蛋白饮食可能有助于疾病的康复。复方猴头冲剂对慢性胃炎疗效较好,能促进胃黏膜细胞修复。除病理证实有 N-I 级非典型增生及明显肠腺上皮化生需进行手术治疗外,一般可保守治疗,加强随访复查。

2. 胃溃疡

老年人患胃溃疡多于青年人。溃疡的发生主要与胃黏膜防御机能减弱及幽门功能失调、胆汁返流等因素有关。老年人胃溃疡的特点,多发生于胃体部,溃疡大,易并发出血,多数症状不典型,不易治愈,复发率较高。对患有胃溃疡的老年人,要定期随访检查,直到溃疡愈合、活组织检查证明没有癌变为止。但胃溃疡发展为癌的仅 1% ～ 3%。有人观察胃手术后十年的残胃癌发病率高于非手术者五六倍,因而怕溃疡癌变而进行手术治疗显然是不恰当的。吸烟、饮酒、浓茶的刺激对溃疡的愈合也有一定影响。

维生素 A 能保护胃黏膜。食用菌猴头含有的蛋白质较香菇高约一倍,适合老年人常年食用。用猴头为主研制的复方猴头冲剂是治疗溃疡的理想新药。因为猴头含有大量氨基酸和胡萝卜素等,氨基酸对胃黏膜上皮细胞有保护作用,并能促进损伤修复。胃复安能加强胃肠的蠕动功能,有利于排空和防止胆汁返流。如老年人同时患有前列腺肥大、青光眼、冠心病,在应用抗胆碱药物阿托品、普鲁苯辛时要谨慎。

3. 急胜胃黏膜病变

老年人因关节肌肉酸痛而服用阿司匹林、消炎痛等止痛药,或饮酒过度,均可导致胃黏膜急性糜烂或出血。内窥镜检查常可发现糜烂出血性胃炎。可按溃疡病出血的治疗原则进行治疗。

(三)肠道疾病

老年人肠道疾病中,最常见的是肠息肉、癌瘤以及出血。

肠息肉病。肠息肉病无任何自觉症状。多因炎症、糜烂而出血时才被发现。广基或无蒂的息肉最容易恶变。所以发现肠息肉要进行治疗。有蒂的息肉可在纤维内窥镜下行电圈套手术摘除。

老年人的腹泻。老年人胃酸分泌减少,小肠黏膜吸收面积减少,小肠动力减弱,再加上动脉硬化影响肠系膜动脉对肠腔正常的血氧供应,从而造成小肠内细菌过度繁殖,影响正常吸收功能,导致腹胀、腹泻,所以老年人不能暴饮暴食。应以高蛋白、低脂肪、低糖饮食为宜,多食用蔬菜水果。动脉硬化引起的"缺血性结肠炎"也可出现腹泻。

老年人因精神紧张、饮食不节(冷饮、饮酒)、疲劳等因素也会出现腹泻。这种腹泻无规律性,有时便秘与腹泻交替,便秘时腹部隐痛,大便呈球形;腹泻时便前腹痛,大便薄伴黏液,常称过敏结肠、黏液结肠、激动结肠或肠激惹症。应戒烈性酒,禁辛辣食物,忌冷饮,服用中药四神丸和健脾丸可缓解。若腹泻无原因可查,伴体重减轻,应作气颈结肠造影和纤维结肠镜检查。①

老年人的便秘。老年人便秘的原因很多。如老年人体力活动减少,肠蠕动缓慢;因牙齿缺失,进粗纤维食物太少,应用镇静剂、吗啡、可待因、钙片、氢氧化铝、硫糖铝等也会发生便秘。多食蔬菜,保持一定的体力活动,养成每日排便习惯,少服影响胃肠功能的药物,可以防止便秘的发生。

缺血性结肠炎由血管硬化而引起肠壁缺血,往往导致缺血性结肠炎。表现为左下腹突然疼痛,继之发生腹泻、便血,有时伴有发烧。左半结肠 X 线镍剂灌肠和纤维肠镜检查,均可见异常改变。本病以保守治疗为原则。

(四)肝、胆疾病

1. 急性肝炎

据文献报道,老年人甲型肝炎抗体阳性率为 100%,乙型肝炎表面抗原抗体阳性率为 50% 左右,而非甲非乙型肝炎和输血后肝炎在老年人中也较为多见。老年人患肝炎往往无明显的自觉症状,容易被忽略。常因出现黄疸才被发现。肝炎的防治在于:

(1)注意个人、饮食卫生,饭前便后要洗手,餐具要消毒或实行分餐制。

(2)避免不必要的输血和注射用药,注射器具要严格消毒。

(3)减少或慎用对肝脏有损害的药物。发现肝炎后应及早休息、治疗,并改善营养。治疗以支持疗法、维生素 C 和清热、化湿、利胆的茵栀黄合剂、垂盆草合剂等为宜。

肝炎康复后要注意劳逸结合,应避免醇类、苯类物质的接触。

2. 肝硬化

本病多见于中、老年人,是 50 ~ 60 岁左右人的死亡原因之一。尸

---

① 程文斌.老年健康与长寿 [M].北京:知识出版社,1987.

体解剖发现,以潜在性肝硬化为多数。从病毒性肝炎发展至肝硬化,短者数月,长则一二十年。病毒性肝炎发展为结节性肝硬化的,据国内外统计,约在 5% 以下。肝硬化病例中有肝炎或黄疸病史的,国内为3.9% ～ 20%,国外为 36%。长期酗酒亦可引起肝硬化。尤其是肝胆管内泥沙样结石,常引起胆汁性肝硬化。

肝硬化绝大部分起源于"乙肝"。所以患了乙型肝炎后,完善治疗、充分休息是防止肝硬化的前提。其他如不酗酒,预防血吸虫病,及时治疗胆道结石等,亦是防止肝硬化不可忽视的方面。至于已经肝硬化者,治疗重点在于保肝,防治腹水和肝功能衰竭。

3.慢性胆囊炎、胆石症

慢性胆囊炎、胆石症,可以无甚症状,最多有轻微上腹和右上腹隐痛、胃纳差、泛酸暖气等消化道症状。临床常难与慢性胃炎、溃疡病相区别。主要靠病史、胆道造影、B超检查等取得正确诊断。治疗应对症处理,诊断明确者,可择期手术治疗。

(五)老年急腹症

1.老年急腹症的特点

凡发病急骤,以腹痛为特征,病情危笃,须紧急治疗处置的腹腔内疾病,统称为急腹症。一般以创伤、出血、感染、梗阻等疾病为常见。老年急腹症则以后两者为多见。老年人因机体重要器官功能下降,腹肌萎缩,组织弹性减退,血管硬化,内环境相对不稳,对外界刺激的应激力和抗病能力下降,因而急腹症的临床症状常常不典型。如自感腹痛不剧烈,腹肌紧张不明显,白细胞增加和体温升高不显著等,结果病情反而发展快。阑尾、胆囊坏疽穿孔发生较早较多,中毒症状明显,并发休克较多,病人自控自限力低,最后非手术处理而不能解决问题。特别是有些老年人常有一种或多种伴随病,对检查和手术又存有疑虑,不愿进医院,更易导致就诊晚、病情重、死亡率高等问题,故应认真对待。

2.常见的老年急腹症

老年急腹症中,以阑尾炎为多见,其次为胆囊炎、胆石症、溃疡病穿孔、肠梗阻、胰腺炎等。

（1）急性阑尾炎

急性阑尾炎约占老年急腹症 35% ～ 40%。多因细菌感染、阑尾管腔粪石梗阻而致，常起病于上呼吸道感染、胃肠功能紊乱之后。

①症状。

以上腹或脐周疼痛开始，一般局限于右下腹，呈持续性，有阵发性加剧，伴有恶心呕吐、不思饮食等消化道症状，化验时白细胞总数和中性白细胞增高，有的还出现低温。此时极易发生阑尾坏死和穿孔，发生率约 33% ～ 40%，结果转化成局限性或弥漫性腹膜炎。有时炎性局限化，阑尾为周围炎性组织所包裹，形成阑尾脓肿，一般发生于起病 72 小时后，发生率约 13% ～ 30%，除右下腹明显压痛外，有肌卫、反跳痛等腹膜刺激症状，可扪及右下腹包块，并出现高烧、白细胞增高、出汗、脉速、低血压等症状。

急性阑尾炎大多容易获得准确诊断。但须注意与右侧输尿管结石、右侧卵巢囊肿扭转、肠系膜淋巴结炎、溃疡病穿孔、急性胆囊炎、急性原发性腹膜炎等相区分。

②处理原则。

在严密观察病情变化前提下，可禁食、补液，用抗菌素或清热解毒、活血化瘀的中药方剂等，进行保守性治疗，但以 12 或 24 小时为限。

若保守治疗无效，则力求早期手术治疗，切除阑尾，必要时加腹腔引流。如阑尾脓肿，可引流脓液，不勉强切除阑尾。

术后应用抗菌素，维持营养和水电介质平衡，鼓励早期活动，防止切口感染等并发症。

急性胆囊炎、胆石症急性胆囊炎、胆石症常合并存在，可能与老年人胃酸相对减低、易发生胆道上行性感染、胆道弹性降低、胆汁郁滞等因素有关。

典型症状为急性右上腹疼痛发作，呈持续性或伴阵发性绞痛加剧，并向右肩背部放射，同时伴发烧、恶心、呕吐，检查可见有轻度巩膜黄染、腹胀、右上腹压痛、肌紧张，还可扪及包块，肠鸣音减弱，白细胞增加等，如胆囊坏死穿孔，则形成胆汁性腹膜炎，继则可出现细菌性腹膜炎等症状。

肝胆管内泥沙样结石，在我国发病率较高。常可因胆管阻塞、胆汁郁滞，使胆道继发感染，形成急性梗阻性化脓性胆管炎。症状表现为右上腹剧痛，恶寒，高烧，明显黄疸，肝肿大，肝区叩击痛，神志烦躁、恍惚或昏迷,低血压感染性休克等。常并发肝脓肿、急性胰腺炎、败血症、弥散性血管内凝血、急性肝肾功能衰竭等,死亡率高于急性胆囊炎2～3倍。

一般说,通过血尿常规检查,尿三胆、肝肾功能、血生化、腹部平片、B超检查,均可诊断。如遇阻塞性黄疸时,则CT检查,经皮肝穿刺造影术(PTC)等,也可帮助诊断。

③治疗。

禁食,补液,抗菌素,必要时胃肠减压,并酌情给予镇痛剂。

如在24～48小时内症状不见好转或反有恶化时,则进行手术治疗,以切除胆囊、胆总管探查取石、T型管引流。如泥沙样结石者,可作胆总管十二指肠吻合、胆总管空肠吻合、俄狄氏括约肌切开或肝叶、肝段切取术。若病情严重而不宜手术切除者,可先行单纯胆囊造瘘、单纯胆总管切开减压引流、取石解除梗阻。

积极防治休克,维持水电介质酸后平衡,注意补充维生素C、K等,保持术后胃肠减压和T型管引流的通畅,防止肺炎、肝功能障碍等并发症。

(2)急性溃疡病穿孔

穿孔是溃疡病人死亡的主要原因之一,发生率约为13%～17%。老年患者则以胃溃疡穿孔为多见,十二指肠溃疡穿孔为其次。

穿孔者起病突然,以上腹剧烈疼痛为主,伴恶心、呕吐,面色苍白、出冷汗、脉速、怕动等症状,有明显的上腹和右上腹压痛、肌卫呈板状腹,肠鸣音减少,肝浊音消失,继则有右侧腹部或全腹部的压痛。如由化学性转为细菌性腹膜炎后,则腹胀腹痛加剧,血压下降,甚至出现中毒性休克症状。腹腔穿刺可吸得胃内容物,X线胸腹透视可见膈下半月形透亮区,均有助于诊断。但要注意与急性胆囊炎、急性胰腺炎等相鉴别。

禁食,胃肠减压,补液备血,应用抗菌素和必要的镇痛剂。

早期剖腹探查,根据具体情况选择穿孔修补、胃次全切除术。如十二指肠溃疡穿孔,可加选择性迷走神经切除术。如胃癌者,则作根治性胃切除,或作修补加胃空肠吻合术,并冲洗、引流。

术后保持胃肠减压通畅,维持水电介质酸碱平衡,取半卧位,防治腹腔残余脓肿形成,防止切口裂开等并发症。

（3）急性肠梗阻

凡肠道失常,肠内容不能正常运行者,称为肠梗阻。按梗阻性质,分机械性、麻痹性、血管性肠梗阻;按梗阻程度,则分部分性(不完全性)和完全性肠梗阻;按是否影响肠壁血液循环,又分单纯性和绞窄性肠梗阻;按部位,可分高位、低位肠梗阻或小肠梗阻和大肠梗阻等。但以机械性肠梗阻为多见,以完全性肠梗阻、绞窄性肠梗阻最危险,而体液丧失、肠坏死、感染、中毒是构成生命威胁的主要因素。

①嵌顿性疝。老年以嵌顿性腹股沟斜疝和股疝为常见。前者男性多见,后者女性多见。多因解剖因素或疝囊颈组织坚韧、肠内容物储集过多所致。有的则因嵌顿绞窄,引起肠坏死。

以早期手术治疗为宜,解除梗阻,复位肠段,并行疝修补,或切除坏死肠段,重建肠道通路。

②黏连性肠梗阻。病人常有腹腔手术史或腹腔感染史,部位在小肠,多为不完全性、单纯性肠梗阻。主要是饮食不节、劳累或腹部受凉而诱发。病前常有腹胀不适,切口周围隐痛,时而出现腹胀加重、阵发性腹痛、肠咕噜作响,直到肛门排气后,顿感舒适而恢复正常,发病后以腹痛、呕吐、腹胀为主要症状。腹痛呈持续性,有阵发性加剧,同时在腹部见有肠型蠕波动,听诊有高亢的肠鸣,为叮吟金属声或气过水声;呕吐初为反射性,为胃内容物,后则为回流性,由逆蠕动而惹发,内容稠且有恶臭。腹胀发生较晚,开始多位于黏连一侧,腹部呈不对称性隆起,X线透视可见多个液平面;完全性梗阻时,则排气排便完全停止。

通过病史、体格检查、X线腹部平片等,获得正确诊断。

禁食,进行有效的胃肠减压,补液,适当应用镇痛剂、抗菌素,多半患者可获缓解恢复。

保守治疗无效或有绞窄时,则进行手术治疗,作黏连索带松解或分离,造成梗阻的黏连片、黏连点。肠坏死者则切除坏死肠段,有的可作全小肠管重排,以防再次梗阻。

（4）肠扭转

以小肠扭转、乙状结肠扭转为多见。先天性中肠旋转不良,小肠系膜因黏连而过短,或乙状结肠系膜过短、乙状结肠过长,是扭转的解剖因素。饱餐后劳动、运动和便秘等则为诱因。多呈顺时针样扭转,有的可发生肠扭结。

小肠扭转。小肠扭转症状,以腹痛、腹胀、呕吐为主。腹痛以脐周为明显,并阵发性加剧,中等腹胀,叩呈鼓响,可听及肠鸣音活跃或气过水声。但老年和扭转重的病人,除腹痛明显外,腹肌紧张、腹胀、肠鸣音亢进可不明显,但神志模糊或恍惚、出冷汗、脉速、低血压等中毒症状却较显著。处理原则:早期诊断,及早手术,是治疗成功的关键。即在补液输血、积极抗休克的同时,早期剖腹探查,复位扭转肠段或切除坏死肠段,恢复肠腔连续性。术中要注意减少毒素的吸收,术后维持水电介质酸碱平衡,应用抗菌素,预防并发症发生。[①]

乙状结肠扭转。主要症状为左下腹突然剧痛,伴腹胀和呕吐,左下腹可扪及包块,满腹膨胀,X线可见全结肠胀气,钡灌肠可见钡柱尖呈锥形或鸟嘴状影像。

处理原则:早期手术治疗,复位肠段或切除坏死乙状结肠,可双切断外置造瘘,或一期切除吻合,再横结肠造瘘减压,以保证吻合口愈合。

急性肠系膜动脉缺血。肠缺血分大肠缺血和小肠缺血两类。但以小肠缺血为多见,常发生于60岁以上、原有心血管疾病的老年人。一般可分为动脉痉挛型、栓塞型、血栓形成型三种。栓子多来自左心,即来自心肌梗死、风心病、急性细菌性心内膜炎、心房纤颤。

症状:剧烈腹痛,并阵发性加剧,伴腹胀,肠鸣减弱或消失,呕血或有血样黑便,一般发病急,常有早期休克。腹腔穿刺可见血性腹水。腹主动脉造影和腹腔镜检查可帮助诊断。

痉挛型病人可行肠系膜上动脉插管注入罂粟碱,以扩张血管。栓塞型病人可切开血管取栓。血栓形成型病人可作动脉内膜切除或切开动脉取栓,也可作腹主动脉或髂动脉与肠系膜上动脉转流术。肠坏死病人则进行坏死肠段切除。

(5)急性胰腺炎

这是老年中常见的、危险性较大的急腹症之一。与暴饮暴食、酗酒、胆道系疾病等有关。一般分水肿型、出血型、坏死型三类。出血型和坏死型为重型急性胰腺炎。一般起病急,上腹或脐周剧痛,有向左侧背部放射现象,压痛亦以上腹或脐周为著,但肌紧张、反跳痛不明显,常伴呕吐、腹胀,早期出现休克。有的则仅有腹胀,但中毒症状较明显,血淀粉酶24～48小时可达500～2000索氏单位,尿淀粉酶亦可达

---

① 程文斌.老年健康与长寿[M].北京:知识出版社,1987.

256～1024温氏单位,血钙可降至9毫克当量升以下。坏死型急性胰腺炎,有时血淀粉酶反而不高,可出现腹腔脓肿、中毒性休克等并发症。

腹腔穿刺、腹腔灌洗、B超检查、CT检查以及血尿胰淀粉酶的检查,均可帮助诊断。一般先采用保守疗法,如禁食、胃肠减压、输血补液、给予抗菌素和镇静镇痛剂阿托品等。如果保守疗法无效,症状加剧,则手术探查,可切开后腹膜和胰腺包膜,行冲洗、负压吸引引流。坏死的可部分或全胰腺切除。

3. 老年急腹症处理中需注意的几个问题

急腹症以腹痛为主要症状,且较剧烈,故适当应用镇痛剂是必要的,但在未明确诊断的情况下,不可滥用。因为它可掩盖症状,并抑制呼吸,加重肝脏负担,导致俄狄氏括约肌痉挛和神志恍惚。

由于老年病人的症状往往不太典型,要求医护人员必须详细询问病史,全面体格检查,并严密观察病情变化,掌握病情演变动态。这是早期明确诊断、早期正确处理、防止错误诊断的关键。只要认真、严肃、负责,是可以做到的。

外科手术治疗,是处理老年急腹症的重要手段。诚然,老年人耐受手术能力差,但也不堪疾病折磨。延误手术时机是临床常常易犯的错误。手术可以减少或免除急腹症对机体的严重威胁,因此手术宜早不宜迟。

良好的术后护理,是减少并发症、促进顺利康复所不可缺少的条件。要保持减压、引流管道的通畅,鼓励病人深呼吸,协助祛痰,帮助翻身,引导病人早期活动,及时止痛,是防止尿潴留、肺炎、切口感染、切口裂开等并发症发生的重要手段。

梗阻、腹膜炎常致水电介质失衡和代谢性酸中毒,加上老年患者又有心肺功能不全,故既须及时补充血容量,纠正水电介质酸碱失衡,又不宜太多太快,必须精心设计和细致照料。

第六章 运动健身与老年健康促进与管理

生命在于运动,个人想要保持一个健康的身体,无论何时都离不开运动,这对于老年人而言同样也不例外。当然,老年人由于身体机能下降,在运动强度上要多加注意,选择一些运动强度适中的运动项目进行身体的锻炼。本章主要针对运动健身与老年健康促进与管理展开分析。

第一节 老年体育健康与管理理论

一、体育管理理论的发展

体育管理是综合运用社会科学、自然科学和技术科学的原理和方法,系统地研究体育领域中的管理活动及其基本规律的科学。

（一）体育宏观环境与政策

体育活动作为人类一种规模宏大的社会实践活动,存在于整个自然环境与社会环境中,与众多自然因素、社会因素都有着千丝万缕的联系。因此,体育宏观环境与政策研究,一直受到国际众多体育管理研究者的关注。

（二）领导

北美的体育管理研究对体育组织最为关注,组织管理研究主题之一的"领导"即是20世纪90年代初体育管理研究关注的重点。随着管理理论的发展,领导理论从早期的特质理论和行为理论,经过近期的权变理论,已发展到了现在的领导风格理论,而魅力型领导理论、变革型领导理论是学术界目前关注的热点之一,甚至可以说,以魅力型领导和变革型领导理论为主的新领导理论主宰了 20 世纪 80 年代迄今的领导学领域。

（三）组织效能

组织研究的核心部分是组织效能、战略管理和外部环境。组织效能是组织在各方面的综合表现,尤其是组织的输出,它既包括组织在经营业绩方面的表现,也包括组织在个人层面的标准,如在员工或客户方面的表现等。

（四）体育赞助与营销

在经济高速发展的经济时代,企业营销越来越青睐像体育赛事这种高关注度、高影响力和高参与度的活动,于是体育与赞助的结合,成为体育组织发展与企业市场营销的双赢之策。体育组织为了运行和推广组织的各个项目,正面临着不断增加的寻求政府之外资金来源的压力,而其中能够替代政府支持的最重要途径就是企业赞助,体育组织对这种企业赞助表现出了越来越强的依赖性。[①]

（五）组织文化

组织文化作为一种管理理念,是指组织在长期实践活动中所形成的并为组织成员普遍认可和遵循的具有本组织特色观念、团体意识、行为规范和思维模式的总和。组织文化是组织成败的关键。体育组织文化包括人们对体育机构与政策的各种认识、价值观念、态度和信仰。

（六）消费者与品牌权益

体育消费者和体育观众是体育管理领域中仅次于体育组织研究的重要主题,在绝大多数体育发达的国家,体育组织和体育消费者是体育发展的“双轨列车”,其中体育消费者是最核心的要素。只有了解消费者市场,体育组织才能制定相应的市场策略,因此对体育消费者的研究是体育管理的重要领域。

---

① 向仁.老年体育与健康管理 [M].济南：山东大学出版社，2016.

二、健康管理理论的发展

（一）传统健康管理理论

传统健康管理理论是针对医院或者社区的病人开展与医疗服务相关的信息管理，促进人群的健康水平，其目的是为了维持医疗市场，稳定医疗机构自身的病人来源。它往往采用协会或者会员制的形式，把需要提供健康服务的目标集中为特定人群。客观上，它站在医疗机构的立场上，实施了包括控制医疗费用在内的一些做法，例如在美国知名度很高的 HMO（健康维持组织）。近年来，我国也逐步开展了这种形式的健康管理，比如北京的"柏年阳光"、成都的"保健金卡"、广州的"惠侨金卡"等都不同程度地体现了健康管理的思想，但他们采用的是以疾病为中心，对特殊的高收入人群进行健康管理的做法，属于增加医疗需求，促进医疗消费的贵族化管理思路，根本谈不上降低医疗费用。

（二）现代健康管理理论

健康管理是以不同健康状况人群的健康需求为导向，对个人或群体进行健康状况以及各种健康危险因素的全面检测、分析、评估和预测，向人们提供专业健康咨询和指导服务，并提出相应的健康计划，协调个人、组织和社会的行动，继而针对各种健康危险因素进行系统干预和管理的过程，旨在调动个人及集体的积极性，变被动为主动，以减少疾病的发生，缩减医疗费用支出，有效地利用有限的资源来达到最佳的健康效果。

信息化社会的高速发展、人民生活水平的不断提高、医疗服务体系的日趋完善以及人们对健康的高度重视，促成了这个新兴健康维护产业的发展。面临人口老龄化加剧、慢性病发病率增高、医疗费用高涨等亟待解决的社会问题，世界各国逐渐开始重视健康管理产业。经过西方发达国家的探索与研究，健康管理已逐渐步入产业化的发展阶段，美国、德国、日本、芬兰等国家逐步建立起了不同形式的健康管理模式。

第二节　老年体育与健康管理的发展态势

一、老龄化互联网健康管理

（一）老年人网站

1.老年人网站分类及典型代表

老年人网站按照网站资源内容,可以分为专题性老年网站和综合性老年网站,专题性老年网站提供某主题集合下的各种信息,典型代表如为老年人提供健康资讯、长寿保健知识的老年健康网,为老年人提供生活服务的互联网平台——老年人生活服务网,老年文摘报社网站——中国老年网,致力于帮助老年人进行抗衰老知识普及的中国抗衰老学会等网站;综合性的老年网站包括了多种主题范围的内容,代表如爸妈装网、东方老年网、中国离退休网等。[①]

老年人网站按照资源组织方式可以分为导航类老年人网站和非导航老年人网站。导航类老年人网站提供了非导航类老年人网站的链接,并对非导航类老年人网站进行了分类和整理,代表如百度老年搜索、2345老年导航;任何一个提供具体信息而非其他网站链接的老年人网站就是非导航类老年人网站,非导航类老年人网站占据了老年网站的绝大多数,代表之一如喜乐乐网。

老年人网站按照功能性可以划分为养生保健类老年人网站、交流互动类老年人网站、养老服务类老年人网站。养生保健类老年人网站如39老人健康,交流互动类老年人网站如晚霞网、夕阳红论坛和老年人之家,养老服务类老年人网站如人过五十网、养老网和养老中国网(原老年公寓网)等。

此外,老年人网站还可以按照所属地区范围划分为多个地区老年网,如保定老年网、河北老年网和厦门老龄网等。由于老年人网站处于不断更新过程中,一些新的老年人网站出现,原有的一些老年人网站被淘汰,在某个阶段内一直存在的老年人网站也经历着改名、URL更换、

---

① 吴丹.老年人网络健康信息查询行为研究[M].武汉:武汉大学出版社,2017.

链接坏死等各种问题,所以无法用分类的方法将所有的老年人网站进行概括。事实上,相比较于健康类网站而言,老年人网站的数目和资源总量较少,影响力不大,网站代表性较弱,作为单独的主体网站类型还有待进一步发展和规范。

2. 资源建设情况

由于尚未出现与健康类网站可比拟的拥有影响力的老年人网站,而且普通的老年人网站与健康类网站拥有诸多重合的内容,本研究内容为老年人健康信息行为,所以选取 39 老人健康网为代表分析老年人健康网站的资源建设情况。

39 老人健康网是 39 健康网中一个老人频道,因此在探讨 39 健康老人网时,将会参考健康网站的资源建设衡量标准,从百度收录、导航分类、主题板块、移动应用这 4 个方面调查其资源建设情况,详见表6-1。

表 6-1　39 老人健康网资源建设情况

百度收录	21415 个网页,与 39 健康网总体收录比为 21415/2133395/10
导航分类	双分类、内外导航 5 个向外链接至 39 健康网:老人问答、预约挂号、老人博客、老人自测、排行榜;11 个老年频道内部链接导航:老人保健、老人生活、老人饮食、老人心理、老人健身、老人疾病、老人用品、老人轶事、老人专题、老人社区、糖尿病医院
主题板块	11 个图片新闻、热点、老人话题 PK 台、老人网友最关注、老人博客生活、老人热门话题、保健·健身、饮食、生活·用品、疾病·心理、老人疾病·预约挂号
移动应用	无(作为老人频道,不具有单独开发移动应用的必要性,与目标群体需求不符)

39 健康网共有 5 个一级类目和 38 个二级类目,从 39 老人频道的网页收录数来看,作为二级类目之一的 39 老人频道网页资源约占 39 健康网网页总量的 1/10,可见在 39 健康网中,老人健康信息还是占据了相对较大的比重。

39 老人健康网采取了双分类导航,其中,第一排的导航除了排行榜以外,均为指向 39 健康网的相对外部链接,老人问答、预约挂号、老人博客和老人自测分别链接至 39 问医生的老年天地、39 就医助手、39 健康博客和 39 自测频道,仅有排行链接至老人每周热文 TOP10;第二排的导航均为老年频道内部链接,除了老人社区和糖尿病医院以外,其他导航类目下均为该分类主题范围内单个网页的集合,老人社区则链接至39健康论坛下的家有老人版块,糖尿病医院链接至中国人民武装警察部队武警第三医院的官方网站。

从宏观上看,39老人健康网的资源建设情况与39健康网的资源一脉相承,39老人健康网内的资源不仅是39健康网很重要的一部分,而且39老人健康网内还拥有大量的链接供用户进行选择,实现及时且方便的跳转;从微观上看,39老人健康网作为39健康的老人频道,资源本身已经有了明确的主题范围,所以39老人健康网内的资源分类数量较少、内容较为具体,用户可以方便地获取信息,从客观上减少了用户迷失在复杂网站中的可能性。

3. 系统搜索功能

39老人健康网的搜索框复用了39健康搜,利用下拉列表整合了综合搜索、疾病搜索、药品搜索、医院搜索和医生搜索,同时引用了39问医生搜索;检索范围并不限于老人频道,而是全站搜索。

作为39健康的一个老人频道,39老人健康网直接复用39健康网的搜索功能是理所应当的,其利弊也是很明显的。39健康搜的功能很强大,复用39健康搜让39老人健康网的搜索功能和搜索体验有了保证,但是,由于39健康搜是全站搜索,也会导致搜索结果的范围扩大,检索准确度有可能降低,也可能因此影响到老年用户的使用感受。

(二)微博

在微博搜索中以"老人网""老年网"和"老人健康"为关键词搜索认证用户,去掉不符合为老年人健康进行服务这一条件的其他微博用户,共得到3个认证微博,分别是深圳老年在线、老人网微博和醉夕阳网。

关于老年人网站服务的微博数量少,且仅有的几个微博更新频率不高,除了深圳老年人在线拥有1000以上的粉丝之外,老人网微博和醉夕阳网都只有略高于100的粉丝数,而深圳老年人在线的微博中,以组团旅游信息和老年人社会问题讨论为主,基本与健康信息无关,可见在微博中进行老年人健康信息服务的主体几乎没有,影响力可以忽略不计。

（三）微信

利用微信公众平台查找关于老年人健康信息服务的公众账号，以"老人健康""老年健康""老人保健"和"老年保健"为关键词，所得检索结果可以分析如下：药房、保健食品公司、保健用品公司、医药科技公司等企业的推广公众号占绝大多数，老年服务站和养老院等公益老年服务机构约占小部分，此外还有大型医院、社区服务站、健康网站的部分用户团体等公众号。

在所有的检索结果中进行筛选，去掉不同时符合"老年人"与"健康信息"这两个条件的其他公众号，在剩下的公众号中选择通过认证的，最终得到了3个符合条件的微信公众号，分别是饭米力—老人健康生活、健康云老年疾病问医生、健康云老年痴呆咨询。其中，饭米力—老人健康生活主要提供一些老人可能关心的老照片、健康信息的推送、在线游戏的推广，并不算真正意义上的老年人健康信息服务公众号；健康云老年疾病问医生和健康云老年痴呆咨询是快速问医生网站旗下针对老年群体和老年疾病设置的公众号，包括快速咨询、寻找病友、个人中心三个服务版块，快速咨询版块中可以在微信聊天窗口中实时对话咨询，寻找病友版块和个人中心版块则主要是在微信窗口中加载快速问医生网站的相关网页。[①]

从微信公众号平台中的老年人健康信息公众号调查情况来看，真正为老年人提供健康信息服务的公众号少，以公众号为商业推广手段的多；老年人健康网站的公众号少，健康信息相关的公众号多；以老年人健康网站，或者是健康网站为基础的公众号服务功能更多、体验更好；以微信为互动方式的公众号少、提供资源入口的公众号多，以微信为媒介加载互联网网页资源的方式更受青睐。总的来说，老年人健康信息服务在微信平台上还有待进一步发展。

（四）移动应用 APP

在360手机助手中检索关于老年人健康信息的应用，检索方法跟微信公众号查找方法一致，筛选条件为软件安装人数大于100人，得到结果共计4个，详见表6-2。

---

① 吴丹.老年人网络健康信息查询行为研究[M].武汉：武汉大学出版社，2017.

表 6-2　　老年人健康信息应用 APP

应用	下载次数	作者
老年健康	142	合肥梧桐网络技术有限公司
老年人健康宝典	1909	来自互联网
中国老年人客户端	422	北京商企华信息技术有限公司
老年健康	123	未知

　　从统计结果可以看出,关于老年人健康信息的移动 APP 也是很少的,且用户数量少,多为软件公司开发,缺乏专业性,更新频率不高,甚至有可能已经被开发者放弃。就这 4 个老年健康信息 APP 而言,内容以生活信息和保健养生知识为主,用户界面不够细腻美观,很难引起用户使用的欲望。

　　总的来说,新媒体环境中的老年人健康信息服务总体并不出色,针对老年人用户群体的新媒体服务很少。老年人健康信息服务是健康信息服务的市场细分,健康类信息服务已经借助移动互联网的东风进入了移动医疗的大潮,但是老年人这个用户群并没有引起足够的关注。从用户群体本身的特征来看,老年人使用新媒体的可能性很小,更降低了信息服务提供商在新媒体领域有所作为的积极性。

　　无论是微博、微信,还是移动 APP,健康信息服务都已经出现了具有代表性的公众号或者应用,但是老年人健康信息服务领域却没有。但是二者的关系也许可以从另一个角度进行考量,既然老年人健康信息属于健康信息范畴的一部分,那么当健康信息服务发展足够成熟的时候,用户细分也会成为必然趋势,正如家庭医生将网站 APP 细分为 25 个,快速问医生将微信公众号细分为 50 多个一样,为老年人用户提供专业的健康信息服务也不无可能。

二、机构养老服务管理

(一)机构养老服务的概念

　　机构养老是指依靠国家资助、亲人资助或老年人自助的方式,将老年人集中在专门为老年人提供综合性服务的机构(养老机构)中养老的模式。其概念主要体现如下两点:第一,养老资源来源于集体、企事业单位、国家等,区别于来自子女、本人、亲属或者配偶供给的家庭养老,属于社会提供；第二，养老的空间地址是指离开原有的居住地，以集中居住的方式在一定的区域（多指养老机构），服务对象为老年人，但某些养老机构（如农村敬老院）也接收辖区内的孤残儿童或残疾人。我国现有的机构养老主要有 7 种形式：敬老院、福利院、养老院、老年公寓、护老院、护养院以及护理院。

（二）机构养老服务体系的社会意义

机构养老在我国有几十年的发展历史，也是现在最主要的养老方式之一。机构养老主要由老人个人负担部分入住费用，通过机构养老可以将需要照料的老年人集聚在一起，实现规模经济，用较少的资金满足大多数老年人的需求；通过机构养老可以设置符合老年人需求的服务设施，尤其是医疗器械，提供专业化的服务；通过机构养老可以给老年人群提供交流的场所，也能减轻子女照顾老人的压力。[①]

发展机构养老，是贯彻落实科学发展观、重视和改善民生、构建社会主义和谐社会的具体体现，是维护老年人尊严、提高老年人生活质量、保障老年人合法权益的客观要求，是弥补政府办养老服务机构不足、扩大养老服务覆盖面、解决社会养老问题的迫切需要，是营造尊老敬老社会氛围、促进社会文明进步的重要举措。同时，大力发展机构养老，对于促进相关产业发展、拉动消费、增加就业也具有十分重要的作用。

（三）机构养老服务发展

1. 中国机构养老服务发展脉络

中国机构养老服务的发展过程很大程度上反映了中国的养老模式由家庭养老向社会养老蜕变的过程，也折射出了中国经济由计划经济向市场经济转变的影响。自 1949 年中华人民共和国成立到社会养老服务体系不断发展和完善的今天，中国机构养老服务的发展大致可以划分为如下四个时期。

（1）第一阶段：政府包办的救济型福利机构发展时期（1949—1978 年）。

（2）第二阶段：初始社会化时期（1979—1998 年）。

---

① 姚蕾.老年人服务与管理概论[M].北京：清华大学出版社，2018.

（3）第三阶段：社会化发展时期（1999—2008 年）。

（4）第四阶段：社会化完善时期（2009— ）。

可以发现,我国机构养老服务的发展经历了由政府包办到完全社会化的发展过程。在这样一个不断发展变迁、不断完善的历程中,养老机构由救济福利机构变身为社会福利机构;由政府包办的行政单位演变为多主体参与的社会福利机构;由计划经济时期不计盈亏的部门过渡为任务唯上、自负盈亏的市场竞争主体。这期间,政府的角色也发生了变化,由亲自下场的运动员,转变为执行监督、协调、管理任务的裁判员。政府通过政策扶持、财政补贴、税收优惠以及购买服务等方式,撬动市场,实现机构养老服务资源的优化配置。这一转型过程伴随着机构养老服务行业中各种国家标准和行业标准的制定和实施,养老机构的运营逐渐走向专业化和科学化。

2. 中国机构养老服务发展现状

近年来,随着我国人口老龄化进程的不断加剧,老年人口的数量不断扩张,政府对于养老机构建设的关注和投入都在不断增加,机构养老服务处于持续发展的态势。自 2010 年起,老年福利机构的统计口径发生变化,除城市养老服务机构、农村养老服务机构外,还包括部分社会福利院、光荣院、荣誉军人康复医院、复员军人疗养院等机构。

（1）养老机构床位数大幅增加

2006 年民政部发布的《民政事业统计公报》首次将老年福利机构专门列入统计内容,显示出政府和社会各界对于机构养老服务发展的关注度增加。尽管近几年随着我国人口老龄化的不断加剧,以及 1945 年后的出生高峰队列人群陆续进入老年期,我国老年人口的规模持续扩张,但是发展快速的机构养老服务建设弥补了老年人数量增加所带来的机构养老资源的短缺。2011 年,我国《民政事业发展统计报告》首次采用了平均每千名老年人拥有的养老机构床位数量作为度量养老资源丰沛程度的指标,这一指标排除了养老数量变化所带来的影响,能够更加真实地反映我国当下机构养老服务资源的供给能力。

机构养老资源的增多是国家近年来对机构养老服务的大量人力和物力投资的最直接体现,也是政府积极应对人口老龄化、解决老年人照料资源短缺问题、大力发展社会养老服务产业所采取措施的快速和直接反映。但是持续的大量投资和建设养老机构所取得的效果如何,还需要进一步分析这些养老机构在解决老年人养老服务需求方面所发挥的作用。

（2）养老机构床位利用率持续下降

养老机构和床位数量的迅速扩张是对老年人口数量持续增加带来的机构养老服务需求扩大的积极应对，政府寄希望于通过持续、大量的资金注入缓解老年人入住养老机构出现的床位紧张难题。但是相关的统计数据显示，尽管近年来养老机构的数量和可以收住的老年人数量都获得了快速的增长，然而，我国养老机构的床位利用率却出现了持续下滑的态势。实际上自 2000 年以来，我国养老机构的床位利用率一直徘徊在 80% 左右，并呈缓慢下降态势。2009 年养老机构的床位利用率为77.5%，到 2012 年降为 70.5%，此后两年下降幅度进一步加大，到 2014年床位利用率降至 39.2%。这一事实说明，尽管机构养老服务资源不断增加，但是资源的利用效率却出现了快速下降的态势。

（四）机构养老服务体系构建的有效措施

我国机构养老面临的问题是复杂的，在不同地区或者同一地区的不同地方都有区别，因地制宜是必不可少的，机构养老服务体系建设可以采取以下有效措施。

1. 按需分类，建立资源优化型机构养老服务体系

根据养老服务需求评估情况，建立服务多样、功能完善、目标明确的机构养老体系，是适应老年人养老需求日益广泛、要求不断提高的针对性举措。因此山西省在推进养老服务体系建设时，应积极探索按需分类，建立资源优化型机构养老体系。

（1）建立福利型和市场型养老机构。福利型养老机构的服务对象应该是地方政府政策规定的特殊老人，如具有当地户口、年满 60 周岁的低保收入且生活不能自理的老人和普通老人群体中 80 岁以上高龄、失能和半失能、低保及低保边缘、空巢等老人，体现政府在维护社会公平方面的职责和作用。市场型养老机构，应是营利型养老机构的主要发展方向，目标是满足有较高支付能力群体的养老需求。收费标准市场化，养老服务高标准，以满足一部分经济条件好、生活自理能力强的老人的养老需求。

（2）依照功能和医疗介入程度分类组建和管理养老机构。将现有

的各类养老机构,依照其功能和医疗介入程度科学合理分类,分点布局,分类管理,解决机构养老城乡之间不平衡的问题,实现机构与老年人之间的有效配对。

2.加强政府对机构养老事业的支持力度,全面提高养老服务的质量

只有在政府的领导下养老机构才能健康地发展,联系实际统筹安排,优化资源配置。政府对养老机构应设定统一的收费标准,并针对机构服务的开展情况给予适当的补助。建议将机构养老的发展情况、老年人的满意度等纳入政府的考核指标,充分发挥政府的主导作用。

3.加强内部管理,提高服务水平

各类养老服务机构和老年服务实体要严格遵守国家有关法律、法规和规定,建立健全各项管理制度,自觉接受有关部门的监督,不断提高服务和管理水平。着力提高利用率和入住率,减少资源浪费。引进专业技术人员和大中专毕业生,开展岗位技能和职业道德培训,不断优化服务人员的结构,提高他们的素质。

4.加强与社会公益性团体的合作

老人福利事业的发展需要全社会的参与,尤其是将社会公益团体等第三部门的力量引入养老服务中来。各地的社会公益团体如义工协会定期去养老院献爱心,通过开展特色活动给老年人带来温暖,娱乐身心,提高他们的精神生活质量。

三、社区养老服务管理

要按照建立完善的养老服务体系总体部署,深入社区以建站为基础,以渠道畅通为根本,以高效服务为重点,以整合各类服务资源为保障,努力建设一支高素质、高效率的专业服务队伍,为百姓生活养老服务体系建设、构建社会主义和谐社会和巩固党的执政基础提供有力终端保障。开展社区养老服务不仅能够产生很好的经济效益,也具有良好的社会效益,将是民心所向。

在互联网快速发展的今天,很多地方开始以"互联网 + 养老"为发展导向,充分利用创新科技和服务应用解决当下的养老问题。

通过"互联网＋智慧社区"，养老模式将会形成规模化运营的格局，增加企业抗风险能力，减少企业投资成本，轻装上阵。通过"互联网＋智慧社区"，养老模式可以实现社区养老的资源整合，实现抱团取暖、资源共享，大数据共享做到精准服务，是真正解决我国养老复杂化的重要手段之一。通过"互联网＋智慧社区"，养老模式将会实现政府政务公开的窗口、社区管理的平台、居民生活的帮手、企业发展的舞台，通过"互联网＋智慧社区"，养老模式将会实现电子商务进社区，物流进社区，金融、保险、法律、文化、健康、新能源、农副产品等涉及并推动人们衣、食、住、行的各项产业及服务健康有序良性的发展，对我国经济的发展将会奠定更坚实的基础。

（一）"嵌入式"养老模式

2014年，上海在全国最早提出"嵌入式"养老模式，即"长者照护之家"嵌入式养老服务，以社区嵌入式养老结构为枢纽，一头连接机构，一头连接居家，为老年人提供融助餐、日托、全托、医养结合等为一体的综合性养老服务，实现了老年人在熟悉的生活环境就近养老。发展"嵌入式"养老，旨在让其成为机构养老、社区养老和家庭养老的整合，使老年人在不离开熟悉的人际关系、社区环境背景下享受专业化的养老服务，既满足老年人各种基本养老服务需求，又满足老年人家庭团聚的情感需求和保持原有社区关系的归属感"养老不离家"的"嵌入式"养老新模式，实现了居家、社区、机构养老的有效融合，一定程度上弥补了其他养老模式的不足。[①]

（二）"走进去、走出来"养老模式

2004年，宁波市海曙区开始探索社会化居家养老方式，提出"政府扶持、非营利机构运作、社会参与"工作思路，形成了"走进去，走出来"的养老模式，具有就近、便捷、专业化、低成本等优点，有效地缓解了社会养老的压力。"走进去"就是由政府出资购买居家养老服务，专业的工作人员上门提供服务，主要是面向一些高龄、独居的困难老人对象；"走出来"是使行动方便的老年人走出自己的小家融入社区的大家，享受休闲或护理等养老服务。"走进去、走出来"的养老模式，使宁波市海

[①] 姚蕾．老年人服务与管理概论［M］．北京：清华大学出版社，2018.

曙区老年人的生活品质得到了极大的提高,幸福感普遍增强,特别是高龄、独居、困难的老年人得到了真正的实惠。

（三）"虚拟养老院"养老模式

2009年,甘肃省兰州市城关区实行由政府主导、市场运作、社会参与的"虚拟养老院"养老模式,这种养老模式由政府出资建立,搭建养老信息平台,充分调动社会服务资源,吸引和召集商业服务企业和社会团体等力量加入,实现了服务与需求的有效对接,养老服务立足于老年人的实际需求,内容十分丰富,主要包括生活照料、精神慰藉、保健康复、法律咨询、娱乐学习等多类服务。不同于传统养老院,虚拟养老院只提供服务,不提供床位,老年人无需住在养老院,而是根据自己的需求在家打个电话,就可得到专业服务人员的上门服务。"虚拟养老院"养老模式能够实现老年人在家即可享受便捷养老服务的愿望,既提高了养老服务的质效,又缓解了政府的财政压力。

四、老年运动与健康管理人才的培养

从广义上来讲,凡是从事老年人服务与管理工作的专业人员都可以被统称为养老服务人才。本书所探讨的"养老服务业人才"是指为适应我国老龄化社会的需要而培养的在各种老年服务专门机构从事老年人服务与管理工作的高级应用型人才。

养老服务业人才中占比最大的是养老护理员。养老护理员是从事老年人生活照料、护理和精神抚慰的一种新型职业。养老服务业人才的培养亟待从养老护理员入手,针对目前人才培养中存在的问题,对症下药,有的放矢,采取有力举措,加速构建完善的养老服务业人才培养体系。

（一）重视研究型老年教育

它是指在本科高校中开展老年学专业教育（包括本科和研究生层次）,培养养老服务业所需要的研究型、综合型人才。研究型老年教育依然处于起步阶段,无论是在人才培养规模还是在研究范围、研究程度上都需要加强国际交流与合作,提高老年学专业教育水平。为此,应鼓励本科院校尽快开设老年学专业,以加强研究型老年教育,推动职业院校专业师资的培养和培训,全面提升我国养老服务业人才队伍的建设水平。

（二）全面开展职业型老年教育

全面开展职业型老年教育,要做好以下工作。

（1）能力本位的人才培养。以能力为本位,加强课程体系建设。根据高职人才培养目标及行业对人才的要求,注重学生的实践能力培养。

（2）校企深度合作。鼓励企业、学校打破地域、行业界限,在全国乃至全世界范围内寻找合作机会。在校企合作方面,采取订单式人才培养、校企共同研究培养方案、校企共同开发课程、专兼职教师共网投课等灵活多样的方式进行深度合作。

（3）突出素质教育和创新教育。通过与企业共建实训基地、合作培养等形式提高学生的创新和实践能力。

（三）加强养老服务业人才职业技能培训

要结合《养老护理员国家职业标准》,开展养老护理的相关培训,让更多的学员获得养老护理员职业资格证书,实现持证上岗。为此,要从以下几方面着手。

一是因地制宜地组织培训。从实际出发,结合各地方情况,方便培训对象参加培训学习,因地制宜地组织培训。

二是精心进行培训课程设计。养老护理员除需要具备必要的康复和护理知识与技术外,对其社会组织能力、语言沟通能力、交往礼仪、品德素质也有较高的要求,而大部分养老护理员是直接从社会招聘的下岗工人或农村转岗人员,文化程度较低。

三是采取灵活多样的互动教学方法。根据培训内容、学员的年龄和学历以及学员已有的知识和技能,采取灵活多样的互动式教学,避免单纯的讲授法"灌输式"教学,从而提高学员的学习兴趣。

（四）提升养老服务业人才吸引力

养老服务业的迅速发展离不开养老服务业人才,近年来我国养老服务业取得了巨大成就,但也存在一些不容忽视的问题。一方面是养老服务人员严重不足,急需高素质的专业人员投身于养老服务业中,另一方面是中、高职院校相继开设养老服务相关专业,但招生情况却不容乐观,甚至有的学校根本招不到学生。看似矛盾的现象却反映了一个现实:养老服务业的人才吸引力不够,从业人员流失率高,离职、改行现象严重。因此,只有提升养老服务业的人才吸引力,才能让更多的有志之士参与其中,解决养老服务业从业人员数量不足、专业素质不高等现实问题,进而满足老年人日益增长的各种养老需求,真正提高养老服务质量。①

提升养老服务业人才吸引力,改变养老服务企业(机构)从业人员现状,解决存在的突出问题,可以从以下几方面着手。

(1)政府加大政策支持和经费投入。在职称评定方面,应充分考虑养老服务机构与医疗机构的现实区别,为在养老服务机构工作的专业技术人员制定更为贴合实际的职称评定、执业资格和注册考核政策。在薪酬保障机制方面,通过财政手段进行养老服务岗位补贴、养老服务公益岗位开发以及提供社会保险补贴等,确保养老服务人员获得有竞争力的薪酬福利。

(2)创新养老服务机构管理模式。一是将现代管理理念应用于养老服务机构,提升养老服务机构的效率。二是充分下放养老服务机构的用人自主权,推行聘用制度和岗位管理制度,坚持按需设岗、竞聘上岗、按岗聘用、合同管理,实行定编定岗不固定人员。变身份管理为岗位管理,建立能进能出、能上能下的灵活用人机制。

(3)护理人员自身认同感的提升。面对职业歧视、工资低等问题,护理人员应该从观念上认同自身的价值,认同养老服务的重要性。护理不是经济条件不好的人才从事的职业,就像一个护理人员所说的:"我不缺钱,但我想让自己继续发光发热,从事有意义的事。"就像"时间银行"里相对年轻的老年人为年长的老年人提供服务一样,彼此互帮互助。只有认可自身的价值、认可所从事职业的价值,才会得到他人和社会的尊重。

---

① 张丽.中老年健康管理全书[M].长春:吉林科学技术出版社,2008.

第三节　老年体育健康监督与设施管理

一、老年体育健康监督

(一)患慢性病老人的远程跟踪监护

近年来,国内外对运用全球卫星定位系统(GPS)、地理信息系统(GIS)及现代通信系统(GSM)技术来实现定位导航和跟踪监控等功能,开展了许多研究工作,并取得了一定成果。为实现实时监护功能,提高对慢性病人的卫生服务水平,提高医生的监护效率,必须运用高科技手段,依托区域数字化卫生服务平台,建立一套基于GPS/GIS/GSM的慢性病人管理互动系统,应用该系统可实现以下功能:

(1)调度和监控中心能够统一调度所有的慢性病人信息资源,实现管理上的扁平化,减少中间环节,提高工作效率。

(2)医生可以实时地获得自己所监护的慢性病人的健康状况信息。

(3)提供慢性病人病情加重或异常预警功能,当慢性病人病情加重时,系统能及时通知负责对其进行监护的医生。

(4)提供慢性病人手动或系统自动报警呼救功能,当慢性病人生命出现危险时,慢性病人可以通过终端设备手动报警,或由终端设备自动地向中心报警呼救。

(5)医生对慢性病人下发日常医嘱的功能,医生可以通过系统下发医嘱到其监护的慢性病人的终端设备上。

(6)实现与120急救平台等其他系统的衔接。

1. 实时数据传输

慢性病人在手上佩戴带有管理互动系统的移动智能终端设备,这个设备每隔一段时间就测量病人的生命体征参数(如血压、体温、心跳),通过终端设备的GPS模块进行自身定位,获得病人的地理位置参数,然后通过GSM短消息,把病人的生命体征参数和地理位置参数经短消息服务中心(SMSC)中转,发送到慢性病人管理互动控制中心。控制中心可通过与短消息服务中心的数字数据网(DDN)专线或者无线通信控制器（GSMModem）接收信息。控制中心提取生命体征参数和地理位置参数,通过健康状况评估子模块进行健康状况评估,根据评估的结果进行相应的处理。如果正常,则把生命体征参数和地理位置参数记录到数据库中。[①]

医生通过慢性病人监控子模块,可以获得自己所监护的慢性病人的生命体征参数和地理位置参数,并显示在自己的监控屏上。如果参数不正常,系统不仅要把病人的生命体征参数和地理位置参数记录到数据库中,还要向慢性病人的监护医生发出预警短信。医生收到短信后,立即通过慢性病人监控子模块调出该慢性病人的生命体征参数和地理位置参数,根据病人病情做出合理的行动。如果病人有生命危险,则系统不仅要把病人的生命体征参数和地理位置参数记录到数据库中,向慢性病人的监护医生发出预警短信,同时还要向120急救系统发出呼救信息,提交地理位置参数。在日常的监护中,医生可以根据慢性病人的健康状况,向病人的终端设备通过短信方式发送医嘱,实现对病人的实时护理。慢性病人管理互动系统的基本技术核心就是GPS技术、GIS技术、信息收发技术等。系统的控制中心是该系统的核心,控制中心的GSM通信模块负责接收和发出信息,控制中心计算机分析接收到的信息,进行健康状况评估,根据评估的结果做出相应的处理,并根据医生的需要把病人的地理信息送到GIS地图显示台上显示。

2.监护网络

基于GPS/GIS/GSM的慢性病人管理互动系统由控制中心、无线通信网络(电信短信息)、移动智能终端三部分组成。

（1）控制中心是整个系统的核心,也是通信枢纽,负责与移动智能终端的信息交互,完成各种信息的分类、记录和转发,控制业务信息的流动。

（2）无线通信网络是移动智能终端与监控中心间进行信息交互的通道。

（3）移动智能终端。移动智能终端由生命体征监测单元、GPS接收单元、无线通信单元、控制单元、显示单元以及天线等组成。移动智能终端通过无线通信网络与监控中心进行双向信息传输,它接收GPS定位

---

① 张钧,何进胜.运动健康管理[M].上海:复旦大学出版社,2019.

信号,并将地理位置数据传送到监控中心,同时接收监控中心的下发信息或控制数据。

（4）其他系统的支持。在以上三个部分之外,还有如地理信息系统、全球定位系统、120急救指挥系统等其他系统的辅助,最终形成了完整的慢性病人管理互动服务体系,以做到信息处理及时、服务到位。

3. 远程实时监护功能

（1）实时接收病人的地理位置信息。通过 GPS 定位系统定位病人的地理位置,根据医生的需要可显示在监控显示设备的电子地图上。

（2）信息查询。医生可随时查询慢性病人的生命体征数据,动态观察慢性病人生命体征的变化。

（3）健康状况自动评估。系统根据实时传输过来的生命体征参数,对照健康评估模型,可以评估出慢性病人的健康等级。

（4）自动报警。监控中心根据健康状况自动评估出来的等级,可以有选择地向 120 急救指挥中心报警。

4. 远程实时医嘱

医生通过监控中心可以把医嘱发送到病人的移动智能终端,实现移动远程护理,以医嘱的形式远程实时下达护理流程。

（1）责任医生通过自己的监测终端,查看或实时监测某个慢性病人的生命体征指标的变化情况。

（2）如果发现没有异常情况,则医生只根据日常护理要求,向慢性病人发送日常护理医嘱,如吃药提醒。

（3）如果发现有异常情况,医生会先调阅该慢性病人的护理历史信息,并实时地向慢性病人发送新的医嘱,或直接上门做随访。

（4）慢性病人可通过移动智能终端设备接收到新的医嘱,并按照新的医嘱进行自我护理。

5. 移动智能终端

（1）全天候卫星定位。GPS 接收装置接收全球卫星定位系统的导航信号,将慢性病人当前的经纬度位置信息按预设的时间间隔发往监控中心。

（2）手动报警。遇紧急情况,病人可通过手动按钮向监控中心报警。

（3）生命体征监测。生命体征监测单元可以监测到病人的生命体征参数，并发往监控中心。

（4）医嘱接收。通过移动智能终端，病人可以接收到医嘱，及时获得健康指导和用药指导信息。

6. 管理支持

（1）数据记录与分析。通过记录的慢性病人生命体征参数在时间维度的发展变化趋势，可以更好地分析慢性病人的健康状况和病情发展情况，为医生制订慢性病人疾病干预方案提供了科学的支持。

（2）图形及数据维护。系统可实现地物、地貌图层及其属性数据及各种基础数据的数据转换、更新和维护，并对系统用户进行监控、操作权限的分配与维护。

（3）和其他系统集成。系统可在区域数字化卫生服务平台中与慢性病人常规管理系统、120急救指挥系统进行交互，实现服务业务的联动。

（二）养老监护信息化共享云平台

1. 居家养老平台

该平台运用先进的移动互联网技术、云技术和物联网技术等先进技术，积极整合通信网络、智能呼叫、互联网等科技手段，通过信息化、智能化呼叫救助服务平台，构建老年人信息数据库。其基本的功能是提供紧急救援、生活照料及家政服务，以社区为重点，有效整合社会服务资源，构建完善的居家养老服务体系，打造"没有围墙的养老院"。

2. 档案动态管理子系统

对老人的子女信息、所在社区信息、卫生医疗信息及病史、自救方式、收入来源、特长及爱好等信息进行收集和档案动态管理，在政府的主导下，构建适合养老服务开展的老人信息档案。

3. 智能呼叫子系统

智能求救系统和智能求助系统是居家养老服务平台智能呼叫系统的两大组成部分。当遇到突然生病、家中着火等紧急情况时，客户可按下智能求救系统的红色按钮,管理人员通过客户端,可以在第一时间获得求救者的信息并及时进行救助;当客户需要一般的生活性帮助时,通过按下智能求助系统的绿色按键,可获取管理服务人员的帮助。比如,购买一般生活用品、家庭保洁等。

4. 老年人定位子系统

当老年人外出迷路,或突发疾病无法回家时,可以按呼叫终端的紧急按键(SOS),平台可以迅速找到老年人的具体位置,子女也可以通过平台查询到老年人的方位。

5. 视频关爱子系统

当家里子女因工作长期不在家,致使老年人独居时;老年人长期依赖护工的护理,子女需要及时了解护理状况时;某个家庭里有患慢性病的老年人,但是子女白天上班无法照顾,又担心老年人会出事时,子女或系统中心服务人员可以通过居家养老服务平台的视频关爱系统,随时了解老年人的身体和生活状况。

二、老年体育设施管理

(一)体育设施的分类与比较

城市社区体育设施是为满足社区居民休闲、娱乐、健身等多元化需求,在社区内规划建设的休闲运动场地、场馆会所、相应的配套服务设施以及周边生态环境等人工实体与自然要素的集合,是社区居民开展体育休闲活动的物质载体和重要保障。

体育设施是发展体育事业的重要物质基础。《体育建筑设计规范》对体育设施的解释为:作为体育竞技、体育教学、体育娱乐和体育锻炼等活动的体育建筑、场地、室外设施以及体育器材的总称。英国体育学者克劳森(Clawson)和尼奇(Knetsch)认为体育设施指提供体育活动的所有载体,并将体育设施划分为三个类型:①使用开发型,是专门为进行体育娱乐活动而建设的设施;②自然资源型,指可进行体育娱乐活动的天然土地资源,如树林、河流、山岳等;③中间过渡型,介于资源型和开发型之间,系自然资源经过改造用于体育活动的场所。美国体育学者雷·温斯科(Neil Ravenscroft)认为,从广义上看,能容纳体育活动的场所都可以被看作体育设施,并根据使用方式将体育设施分为四类,如表 6-3 所示。

表 6-3　体育设施的分布与比较

	专门性体育设施	改造建筑型体育设施	资源型体育设施	非专门型体育设施
名称、内容、主要形式	体育场馆、体育场、游泳中心、网球中心	工业厂房、历史建筑、仓储设施	森林公园、河道、江滨、林荫道、跑马场、高尔夫球场	农业用地、水道、湖泊、水体、街道、人行道、山岳、沙漠、草原、水库
使用方式	主要以专业体育建筑为场地设施,以竞技体育活动为主要内容	针对城市中的大空间建筑进行改建、加建,强调设施本体的多样性	对天然资源加以改造利用,对场地和资源加以整合	对自然资源,城市基础设施加以利用,但其体育功能相对较弱

从表中我们可以看出,四项分类方式以更加广义的视野界定了体育设施的概念。其中专业性体育设施以比较常态的体育建筑形式出现,而改造建筑型体育设施更多的是建立在城市或社区的休闲空间之上,其意义远远超过体育设施概念的外延。第三类资源型体育设施是在功能转化和多样化的过程中进行一定的资源和场地改造。从第四类非专门性体育设施的主要形势来看,其设施作为体育运动的使用相对其他使用功能比重较小。

由以上分析得知,体育设施应该具有相当广泛的功能,如果将其局限于竞技功能,似乎略显狭隘。本研究对体育设施概念的理解主要是从广义的角度出发的,并基于城市规划学科范围探讨社区体育设施的建设问题。对体育设施的概念界定为:公众从事体育活动时,所有必要的、物理的、地理的条件,其中包括场地、器材与设施的总称。它是体育部门固定资产的重要组成部分,是群众进行体育锻炼、运动员进行训练与竞赛的物质基础。

(二)我国社区体育场地与设施的建设标准

我国于 1995 年颁布的《体育法》和《全民健身计划纲要》中都曾经涉及社区体育的开展方式与组织机构的建立,并且《全民健身计划纲要》中还明确提出城市体育以社区体育作为工作重点,要充分发挥城市街道办事处的领导作用,积极发展社区体育这一新的社会体育组织形式。

体育设施的缺乏是制约我国大众体育发展的关键因素。我国社区体育发展尚处于初级阶段,从我国体育场地的分布情况来看,真正被城市社区居民所利用的体育设施是非常有限的。相比发达国家而言,我国体育场地和设施数量少、质量低,服务于社区的体育场地和设施则处于匮乏状态。中国只有 35% 的社区居民利用较正规的体育场馆设施进行健身。

1. 社区体育场地与设施的规模和数量

我国城市社区体育场地设施的规模主要根据城市居住区规划结构形式的不同分为三个层次,即居住区级、居住小区级和居住组团级。因此,在规划设计社区体育场地设施时也分为这三种层次,要以满足社区居民的基本体育需求为主导,充分尊重我国的国情,特别注意集约与节约用地,不盲目追求高标准。在指标的具体措施中,根据 2005 年 11 月 1 日国家体育总局、建设部和国土资源部共同颁布并开始实施的《城市社区体育设施建设用地指标》以及《中华人民共和国建材行业标准》对居住区级、居住小区级和居住组团级人口数量的要求,得出了居住区各级体育设施的规模,如表 6-4 所示。

表 6-4 城市社区体育设施分级配建表

项目 \ 居住区分级	居住区 30000～50000m²	小区 10000～15000m²	组团
篮球场	3 块	1 埠	—
排球场	1 埠	—	—
7 人制足球场	1 埠	—	—
5 人制足球场	2 块	1 块	—
门球场	3 块	1 块	—
乒乓球台	16～20 个	6 个	—
羽毛球场	6 块	2 块	—
网球场	3 块	1 个	—
游泳池	3 个	—	—
滑冰场	1 块	1 块	—
室外综合健身场地	3 块	3 块	1 块
儿童游戏场	9 块	1 块	1 块

居住区分级 项目	居住区 30000～50000m²	小区 10000～15000m²	组团 —
室外健身器材	3组	1组	1组
60～100米跑道	2条	—	—
100～200米跑道	1条	—	—
棋牌桌	3张	3张	1张
健身房	3个	12个	—
台球桌	6～8张	2张	—
社会体育指导中心	3个	1个	—
体质监测中心	3个	1个	—
教室与阅览室	3个	1个	—
器材储藏室	3个	1个	—
室外用地面积	18900～27800m²	4300～6700m²	650～950m²
室内建筑面积	7700～10700m²	2050～2900m²	170～280m²

2. 城市社区体育场地与设施的建设类型与面积

为指导城市公共体育设施的建设,我国出台了《城市公共体育设施标准用地定额指标暂行规定》和《城市社区体育设施建设用地指标》两项规范。规范确定了体育设施服务的人口规模是设施用地指标和配件类型的依据。根据暂行规定,不同人口的城市建设不同级别的城市公共体育设施,以规模、用地面积和千人指标三项主要指标来确定体育设施的建设标准。社区指标亦是通过服务人口确定人均用地指标、人均建筑面积指标、体育设施类型和数量。

城市社区体育活动的基本项目包括篮球、排球、足球、门球、乒乓球、羽毛球、网球、游泳、轮滑、滑冰、武术、体育舞蹈、体操、儿童游戏、棋牌、台球、器械健身、长走(散步、健步走)、跑步等。国内少数民族地区应设置符合民族特点的城市社区体育项目,其面积指标可根据具体情况确定。需要开展其他体育项目的城市社区,可根据实际需要与活动特点确定面积规模。篮球场地可分为标准篮球场地与三人制篮球场地,其场地面积应符合表6-5的规定。

表 6-5　篮球场地面积指标

项目	长度（m）	宽度（m）	边线缓冲距离（m）	端线缓冲距离（m）	场地面积（m²）
标准篮球场地	28	15	1.5～5	1.5～2.5	560～730
三人制篮球场地	14	15	1.5～5	1.5～2.5	310～410

排球场地面积应符合表 6-6 的规定。

表 6-6　排球场地面积指标

项目	长度（m）	宽度（m）	边线缓冲距离（m）	端线缓冲距离（m）	场地面积（m²）
标准排球场地	18	9	1.5～2	3～6	290～390

足球场地可分为 11 人制足球场地、7 人制足球场地、5 人制足球场地，其场地面积应符合表 6-7 的规定。

表 6-7　足球场地面积指标

项目	长度（m）	宽度（m）	端线缓冲距离（m）	场地面积（m²）
11 人制足球场地	90～120	45～90	3～4	4900～12550
7 人制足球场地	50	35	1～2	2300～2500
5 人制足球场地	25～42	15～25	1～2	450～1340

除此之外，两项规范中还以具体图表的形式规定了门球、乒乓球、网球、羽毛球、游泳池等室内外项目的场地面积。武术、体育舞蹈、体操、儿童游戏等运动项目可合并使用一处室外综合健身场地，每处室外健身场地的面积不应小于 400 平方米，不得超过 2000 平方米。

城市社区体育的配套设施分为服务设施和管理设施两大类。服务设施包括更衣室、小型餐饮、器材租售等，其数量与所占面积也分别有具体规定。管理设施包括社区体育指导中心、社区体育俱乐部、体质监测中心、教室与阅览室、器材储藏室等，也根据城市社区体育设施用地规划规定了其用地面积范围。

（三）我国社区体育设施

2005 年开始实施的《城市社区体育设施建设用地指标》，完善了我国社区体育设施建设的具体功能、类型和规模标准。同时，我国对不同层级的社区体育设施用地作了详细规定,但其配套设施还未做具体定量的要求。

我国于1995年开始实施《全民健身计划纲要》,增加体育锻炼设施是该计划的一个重要内容。近年来,为了适应全民健身运动的发展,全国各地通过政府投资、体彩筹资、社会集资等各种方式新建了许多社区体育休闲健身设施,这其中包括大量的"全民健身园地""健身路径"等工程。许多地方政府都把全民健身工程列为"为民办实事"的内容之一,各地体育行政部门利用本地体育彩票公益金进行了社区体育设施建设。短短几年的时间里,路径工程从城市社区发展到乡镇。从第四批路径工程开始,已经有少量建在乡镇,以后逐年增多。[①]

第一批到第四批"健身路径"的建设模式大体相同,内容主要包括:

(1)在社区中建一处(或两处,总面积相同)1000平方米以上的室外体育场地,供群众开展晨练、健身操舞、扭秧歌等群体活动:

(2)健身项目包括:中国成年人体制测定器材,儿童综合活动器械,综合健身器械,门球、篮球、排球、羽毛球、乒乓球、综合健身、活动器械,一块以上球类或游泳、棋牌、健身、健美操等运动的场地设施,小篮板、排球、羽毛球、小足球场地和相应的设施。

第五、六批"健身路径"工程按四种模式进行建设:

(1)在城市社区和乡镇配建项目:至少配建一条健身路径及乒乓球台、小篮板等体育器材,铺设一条鹅卵石健身路,修建一处可供群众进行拳、操、舞活动的健身场地,或是一个简易标准的进行球类、游泳等活动的体育场地或建筑面积在100平方米以上的室内健身设施。

(2)健身广场配建项目:在城市街心广场或具有一定规模的公共场所(该场所可供群众进行晨、晚间的健身活动)配建40件以上适合不同人群的健身器材,也可视情况铺设鹅卵石健身路。

(3)公园配建项目:在公园配建35件以上适合不同人群的健身器材以及室外乒乓球台、小篮板等体育健身器材和鹅卵石健身路等。

(4)城市社区中的"体育俱乐部""体育会所""邻里中心"这类较具规模的综合性场所附属的体育娱乐设施。

---

① 张丽.中老年健康管理全书[M].长春:吉林科学技术出版社,2008.

目前,发展较为迅速的是社区体育中心、社区体育俱乐部和社区体育会所等可满足社区多层次体育需求的体育设施。

第四节　老年人体质健康提升的具体运动策略

一、适合中老年人的体育健身项目

中小负荷、小强度的体育健身项目是中老年人体育健身项目的首选。

中老年人选择体育运动健身项目,应在认真了解和分析自身特点与状况后,从自身实际条件出发,有针对性地参与各种祛病强身、保持健康、延年益寿、社会交往等体育运动。

基础运动:健身走、健身跑、慢跑、散步。

球类运动:羽毛球、乒乓球、门球、高尔夫球等。

健身舞蹈:体育舞蹈、广场舞。

保健养生运动:气功、太极拳、太极剑、五禽戏、八段锦等。

益智类运动:象棋、桥牌、飞镖、麻将等。

其他运动:游泳、垂钓、打陀螺、甩鞭等。

下面主要从中选取几种适合中老年人的体育健身项目进行分析。

（一）步行

近年来,步行成为最普及的锻炼项目之一,对年老体弱者尤其适合。

在所有健身方法中,散步也是最简便易行的一种运动方式。步行有助于心脏功能的增强,散步时心脏加速收缩,心跳加快,心脏血液输出量增加,血流加速,对心脏是很好的锻炼。我国古代医书记载,饭前饭后散步是治疗糖尿病的方法之一。对于有失眠症的人来说,睡前轻松地散步,是一剂良好的镇静剂。

经科学实践证实,步行可达到健身治病、益寿延年的目的。美国盐湖城老年人健康中心曾做过一项实验,让部分 55～70 岁老年人每周散步 3 次,每次 1 小时,持续 4 个月后,与整天坐着不动的老人相比身体反应的速度加快,视力提高,心脏功能增强,原有的病痛减轻,甚至还增强了记忆。

中老年人经常步行有利于强身健体,但是要获得更好的效果,还应根据个人的情况对环境加以选择。如心火较重、心情烦躁者,宜到海边或树林散步,以吸收阴凉的空气,滋润心神;患有风湿性关节炎或水肿病的人,则应到沙地干燥处散步,以除湿消肿;心情不畅的人,应选择到鸟语花香的公园散步,以借景消郁。散步时还应注意对季节、气候的选择,如春天宜在早晨到野外散步,以吸收万物之生气,焕发机体自身活力;夏天宜在鸡鸣起床,到荷塘池边散步,以取凉润之气而防暑;秋天宜在金色晚霞中散步,以收敛大地之精气而备冬;冬天宜在走廊、室内散步,以活跃阳气,抵御风寒。①

此外,在散步时轻快的步法还有利于缓和神经肌肉的紧张,从而达到放松镇静的健身效果。老年人以每小时 5 ～ 7 千米的速度,每天快走30 分钟左右,步行时最高心率控制在每分钟 120 次以下。这样的快走方法,对普通的老年人增强心力和减轻体重可起到良好的健身效果。

对老年人来说,最简便易行的运动就是步行。对于经常在室内伏案工作的脑力劳动者,或终日守在家里的老年人,步行尤其可贵。

现代医学证实了步行具有多方面良好的生理作用:

第一,促进新陈代谢。据实验研究,老人每天步行一个半到两个小时(速度为每小时三公里),代谢率提高百分之四十八。

第二,调整神经精神活动。步行二三公里后,可见大脑皮层兴奋和抑制的调节过程得到改善(根据眼部感觉电流变化来判定)。

第三,可以缓解血管痉挛的状态,帮助血压过高者降低血压。据观察,高血压患者在平地上作较长时间的步行,能引起舒张压较明显地下降。有头部血管痉挛而致头痛者,缓慢散步后,可使血管舒张,头痛缓解。

用于治疗和健身的步行,要求有一定的速度和距离。普通步行速度为每小时三到四公里,属轻运动量,脉搏可增至每分钟 100 到 110次;每小时步行六至七公里,属较大运动量,脉搏可增至每分钟 110 到120 次。

45 岁至 65 岁的体弱者,经过几个月的步行练习,可逐渐做到每小时步行六公里左右。

短时间短距离的步行练习(例如每次二至四公里、30 到 60 分钟),

---

① 张钧,何进胜.运动健康管理 [M].上海:复旦大学出版社,2019.

可每天进行。较长时间和较长距离的步行练习(如每次五至十公里、一至两小时),可隔天进行。一般散步可在清晨、黄昏或临睡前进行,每天二至三次。

(二)太极拳

中老年人练习太极拳,要求动作缓慢,连绵不断,配合呼吸,肌肉放松,思想集中。简化太极拳比较容易学会。如果不能完成全套的动作,就采取分节练习。

在中老年人的心目中,太极拳是最富有吸引力的。它运动量小,动作轻柔稳定,符合中老年人的生理和心理特点,而且有较显著的强身效果,对于某些慢性病还可以起到一定的防治作用。

太极拳的生理负担量是比较小的。打完一套简化太极拳,脉搏约为每分钟 100 到 105 次。血压正常者,打拳后收缩压平均只暂时增高 18 毫米水银柱(舒张压无改变)。血压过高者,多数人在打拳后收缩压和舒张压都略有下降(幅度为 10 ~ 20 毫米水银柱)。因此,老弱和有病者较适宜于这项运动。

太极拳"迈步如猫行,运动如抽丝",它呼吸自然,动作柔和轻灵,练拳时腕、臂、肩、胸、腹、背等全身各部肌肉均放松。柔和的练习和肌肉的放松能诱导精神的放松,对脑力劳动者来说是一种很好的休息。打太极拳还能预防中老年人常有的肌肉紧张疼痛和精神焦虑不安的状况。

太极拳注重练腰,腰常转动。根据中医学的理论,练腰可锻炼"命门"(两肾之间的一个重要穴位),畅通"督脉"(通过脊柱正中线的重要经脉),充实"肾气"。肾气旺盛,命门火足,人的精力充沛,面色红润,两眼有神。人们从长期练习太极拳的中老年人身上,常可看到这种健康的征象。

太极拳动中求静,需养气凝神,静心息意,既安详又全神贯注。这有利于神经系统的兴奋和抑制的调节,对于精神紧张、情绪容易冲动的中老年人,更有助于涵养沉着松静的气性。

太极拳动作比较全面,上下相随,手动,腰动,足动,眼神也随之而动。"一动无有不动",各大肌群和关节都参与活动,长期练习可使关节灵活,肌肉结实。

根据调查资料,经常练习太极拳的老年人,血压比较正常,脊柱变形和骨质疏松的发生率比较低,"肾亏"者极少(普通老人半数有"肾亏"征象)。对高血压、神经衰弱、胃肠病、肺结核等,太极拳也有较好的疗效。

为了达到健身目的,太极拳要打得缓慢、柔韧,要形意相合,全神贯注,呼吸深长,体态舒松。不应随便依样画葫芦,马虎了事。

太极拳一般可以早晚练习一次,每次 10 到 20 分钟。经过短期的认真学习,掌握简化太极拳并不困难,但巩固、提高则需长期下功夫。有条件的可进一步学习老式太极拳。记忆力差的可只练个别动作,如野马分鬃、搂膝拗步、揽雀尾、云手等。

如嫌太极拳运动量不够,可重复打三四遍,架子低一些,动作幅度大一些。

(三)健身跑

老年人因身体条件和生理机能的变化,不宜从事剧烈的体育活动,否则容易造成伤害,达不到健身效果,也起不到防病治病的作用。健身运动应该是轻松愉快、容易做到和充满乐趣且丰富多彩的。实践证明,在多种健身运动中,健身跑是中老年强身健体的最佳方法。

健身跑作为一项有氧健身运动,其简便易行,不需特殊训练,也不受年龄、性别等条件的限制,因而特别适合年龄较高或体质较弱的人群。运动医学和康复医学的研究人员曾对临床确诊的高血压、高血脂和冠心病人进行健身跑后的强身治病机理研究证实,健身跑可调整机体内部某些神经体液的平衡,对呼吸系统和循环系统的作用良好,同时可有效预防血管硬化,可有效改善心血管的功能。

中老年健身者在经过走跑交替一段时间的锻炼以后,可采用慢速放松跑。开始时速度不宜快,而且要匀速,呼吸深长细缓,并与脚步配合,有一定的节奏,可两步一吸,两步一呼或三步一吸,三步一呼。跑步时摆臂要自然,上体要正直,通体放松,眼向前看,步伐轻快。跑步的路线、距离和时间要固定,随着体力和耐力的提高可适当增加。

中老年人长期坚持健身跑,可有效增强呼吸功能,增加肺活量,提高通气和换气的能力。轻松慢跑时所供给的氧气较静坐时增加 8~10 倍。轻松慢跑运动可以锻炼心脏,增强心脏的功能,从而也增加了营养心脏的冠状动脉血流量。轻松慢跑时,冠状动脉血流量较安静时增加 10 倍。慢跑运动对于中老年人来说是一项适宜的健身运动。慢跑有助于促进全身的新陈代谢,改善脂类代谢,防治血脂过高,控制体重,预防动脉硬化;可调整大脑皮质的兴奋和抑制过程,消除脑力劳动的疲劳。另外,慢跑运动可使人体产生一种低频振动,此振动可使血管平滑肌得到锻炼,从而增加血管的张力,能通过振动排除血管上的沉积物,同时又能防止血脂在血管壁的堆积,慢跑对防止动脉硬化和心脑血管疾病可以起到良好的预防效果。

中老年人长期坚持健身跑可有效促进心肺功能的增强。增强心肺功能可有效推迟人体的衰老。如果不锻炼,年过50岁,最大吸氧量就要比年轻时减少1/3,到了古稀之年,约减少一半。国外有人将一些40～80岁的长跑者与40～61岁的一般人比较,坚持长跑的老年人的最大吸氧量要大25%～30%,按年龄绝对值对比,锻炼长跑的60～70岁的老年人吸氧量约相当于40～50岁的水平。由此可以看出,中老年人要保持良好的心脏功能,慢跑是最为适宜的体育运动项目之一。慢跑对于防止肺组织弹性衰退,预防肌肉萎缩,防治高血压、冠心病、动脉硬化等都具有积极的作用。中老年人在跑步时速度一定要慢,不能快跑冲刺,要保持均匀的速度,以不喘粗气,不面红耳赤,主观上不觉得难受,能边跑边说话为宜。客观上慢跑时的心率以不超过每分钟180次减去年龄数为宜。慢跑时,动作要自然放松,呼吸要有节奏而深长,不要憋气,最好选择在平坦的道路上进行慢跑运动。跑步前先走一段,做做深呼吸,放松一下肌肉。老年健身者在慢跑运动结束后感到疲乏倦怠、食欲不振、头晕心慌,这种表现可能是由于运动量过大造成的,这时必须对运动量进行调整或进行科学的医务监督。

跑步健身已在各国形成热潮。在我国,也有越来越多的中年人和一些老年人参加"健身跑"。

跑步可以锻炼心脏,保护心脏,预防冠心病。据观察,长期练习跑步的人,心肌的代谢比较正常,冠状动脉不会因年龄的增长而缩窄,保证有足够的血流供给心肌,不会发生缺血性心脏病。

跑步可以活血去瘀,改善循环,防止下肢静脉瘀血和盆腔腹腔瘀血,从而能预防痔疮和血栓性静脉炎,并可增进消化吸收。

跑步又能促进代谢,控制体重,预防肥胖症。如果以基础代谢率为一,则跑步的能量代谢率为30到200。长跑消耗较多的能量,对控制体重有很大帮助。

跑步又能改善脂质代谢,预防动脉硬化。长期练习长跑的人血清甘油三酯的浓度比普通人低一半,而且大分子的较黏稠的脂蛋白的浓度也稍低于不跑步的人。因此,跑步可预防高脂血症,从而也有助于防治动脉硬化和冠心病。

适量的跑步对防治神经衰弱、心脏神经官能症也有一定帮助。

开始练习跑步的体弱者,可先进行短距离慢跑,从 50 米开始,逐渐增至 100 米、200 米以至更多,速度一般为 30 ～ 40 秒跑 100 米。这样的运动量是很小的,与快走几乎没有什么差别。

体力稍好的可进行长跑。距离从 1000 米开始,适应后,每两周至一个月增加 1000 米,一般可增至 3000 至 4000 米,速度约为每六至八分钟跑完 1000 米。心肺功能稍差的中老年人可练习"间歇跑",即慢跑与步行相交替。一般是慢跑 30 秒,步行 60 秒,利用步行时间休息,减轻心脏负担,这样反复进行 20 次左右,总时间约 30 分钟。跑的速度宜慢。表 6-8 是"间歇跑"的锻炼方案,适于体质较弱的中年人。

表 6-8 "间歇跑"的锻炼方案

阶段	慢跑	步行	重复次数	总时间	总距离
第一周	30 秒	30 秒	开始 8 次,以后每天加 1 次,加至 12 次	8 ～ 12 分	500 ～ 800 米
第二周	1 分	30 秒	开始 6 次,以后每天加 1 次,加至 10 次	9 ～ 15 分	1200 ～ 2400 米
第三周	2 分	30 秒	开始 6 次,以后每天加 1 次,加至 10 次	15 ～ 25 分	2400 ～ 4000 米
第四周	4 分	1 分	开始 4 次,渐加至 6 次	20 ～ 30 分	3200 ～ 4800 米

凡参加跑步锻炼的中老年人,事先应经医生检查身体,得到医生允许后再参加。练习长跑者还可以自己先作一简单测验,即在快速步行三公里后身体没有不舒服感觉的,可练长跑。

跑步锻炼的运动量要根据跑时每分钟最高脉搏数来掌握,一般不超过 170 减去年龄的数字。例如 50 岁的人,最高脉搏不超过一分钟 120 次。此外,还应结合自我感觉来控制运动量。

(四)保健按摩

保健按摩是我国特有的、专为中老年人而设的传统健身法,简便易行,运动量小,如能长期坚持进行,健身效果是显著的。这里介绍几个确有独特功效的保健按摩动作,中老年人可有重点地加以练习。

(1)揉腹:平坐位,右手掌平贴腹部,左手掌按右手背,围绕肚脐轻轻进行揉摩,顺时针方向,缓缓揉转 30 至 50 次,可帮助消化和改善腹腔血液循环。

（2）擦肾俞穴：临睡前做。两手擦热后，擦摩两侧腰部（腰椎两旁肾俞穴附近）30 至 50 次，甚至 100 至 120 次，对防治腰痛和肾虚有良好效果。

（3）揉按足三里：足三里穴在外膝眼下三寸处，有人称它为"长寿穴"，经常温灸或按摩这个穴位，对保健强身有一定帮助。按摩方法：用拇指局部揉按这个穴位三至五分钟，使产生酸、胀、热的感觉，对防治胃肠病、高血压，加强腿足力量有一定帮助。

（4）擦涌泉穴：两手搓热后，用右手中间三指擦左足心，至足心发热为止，然后依法用左手擦右足心，有健足、安神、降血压等作用。

（5）捶臂拍腿：坐位，先用左手半握拳捶打右臂，再用右手半握拳捶打左臂，打热为止。然后两手拍打大腿、小腿，打热为止。有刺激末梢血循环的作用，可防治手足麻木。

（五）八 段 锦

八段锦是我国古代民间流传的一种保健体操。古代，常把优美的事物比作漂亮的织锦，这套体操由八节动作组成，所以被称为"八段锦"。据考证，八段锦从宋朝流传到现在，已有八百多年的历史。它的七言八句歌诀，如"两手托天理三焦""左右开弓似射雕""摇头摆尾去心火"等，生动形象，简明扼要，广为传诵。

我国人民在实际生产和生活中，很早就认识到"流水不腐，户枢不蠹"的道理。如宋代的蒲虔贯就说："水流则清，滞则浊，养生之人，欲血脉常行，如水之流。"八段锦就是在这种运动保健的思想指导下形成的。人们在长期的生产劳动中，由于经常低头、弯腰，久而久之就会改变身体形态，影响内脏和神经的功能，损害身体健康。八段锦的优点，是增强臂力，调理内脏，矫正两肩内收、圆背和脊柱后突出等不良姿态，因而，在身体上和功能上有这类缺陷的中老年人锻炼更适合。

八段锦流派虽多，但其动作和歌诀都大同小异。男女老幼、体强体弱的人可根据各人情况选择一套练习。

中老年人的循环系统已逐渐改变，血管壁增厚，弹力减退，毛细血管循环缓慢。练八段锦，可以加强血液循环。如第一节"两手托天理三焦"，三焦是中医学对人体部位的称呼，上焦指胸腔，中焦指腹部，下焦指盆腔，总的是指人体内脏。这节是四肢和躯干的伸展活动，可以促使肌肉加强收缩,影响胸腹腔血流的再分配,改善血液循环,因而对内脏各部具有调理作用。第四节"五劳七伤向后瞧",五劳指心、肝、脾、肺、肾等五脏劳损,七伤指七情伤害、肾亏七症等。这节是头部运动,通过头部反复向左右转动,眼睛尽量向后看,可以活跃头部血液循环,增强颈部肌肉和颈椎活动的能力。经常练八段锦的中老年人,血压可以保持稳定,血管硬化可以减少。

老年人由于鼻黏膜和肺组织的萎缩,胸廓活动受到限制,肺活量和青壮年比明显减弱,稍微加大活动量,就心跳气喘。练八段锦,特别是第一节"两手托天理三焦"和第二节"左右开弓似射雕",有利于扩张肺部、加深呼吸、改善肺活量、增加血液含氧量,使身体得到充分的氧气。从而能消除疲劳,清醒头脑,振奋精神;也可以推迟呼吸器官功能的萎缩和衰退。

练八段锦对维持消化系统的健康也有良好的作用。老年人胃平滑肌纤维和腺体萎缩,胃黏膜变薄,结肠及胃扩张,常易患内脏下垂、胃肠功能紊乱、便秘等症。八段锦第三节"调理脾胃臂单举",一手上举,一手下按,上下用力对拉,使内脏器官进一步受到牵拉,可以增强胃肠道的蠕动,增加分泌,维持消化系统的正常功能,既促进食欲,又能保持大便通畅。

老年人肌肉骨骼也会发生变化,肌肉萎缩,骨骼脱钙,渐趋疏松,关节增生肥大,不灵活,行动迟缓。练八段锦可以增强肩臂部和胸部肌肉,对腰部肌肉骨骼也有良好的作用,还可以矫正不良姿势。如第一节"两手托天理三焦",通过四肢和躯干的伸展运动,可以矫正两肩内收和圆背等不良姿势。第四节"五劳七伤向后瞧",通过头部反复向左右转动,可以预防和治疗颈椎病,保持颈椎和颈部肌肉正常的运动功能。第六节"两手攀足固肾腰",既有前俯,又有后仰,腰肌受到锻炼,有助于防治常见的腰肌劳损等,又能增强全身机能。

八段锦的每一动作,有一定的针对性,同时它的作用又是综合性的、全身性的。

(六)气功

气功是一种练气的功夫。所谓"气",根据中医学理论,主要是指人们呼吸的空气和体内的元气。这个"元气",用现代医学术语来说,相当于人体对疾病的抵抗力、对外界环境的适应力和对体内病损的修复力

（简称"三力"）。旺盛的元气是保持健康、预防疾病的根本要素。因此，祖国医学十分重视锻炼元气。

气功就是一种锻炼元气、增强体质的功夫。气功的任何一种锻炼方法，都包括调整体态（调身），调整呼吸（调息），调整神经、精神状态（调心）三个部分。"三调"协同作用，可以达到加强"三力"的目的。

实践证明，气功对下列三类疾病疗效较好。第一类：慢性消耗性疾病，如肺结核等；第二类：其发病与神经、精神有密切关系的疾病，如高血压、胃和十二指肠溃疡病、神经衰弱等；第三类：某些肠胃病，如胃下垂、慢性胃炎等。

在练功过程中，会产生一些反应，有人对此有些模糊看法，下面我们作一些解释。

（1）为什么练功时手足有温暖感？

国内外研究资料都表明，在练功过程中，体内循环的血液实行了重新分配，末梢血管扩张，血流量增加，局部皮肤温度比练功前升高了，尤其是手指尖和手指的皮温增加更为明显。在练卧式松静功时，足部皮温也显著升高。这就是手足有温暖感的缘故。

（2）为什么练功入静后，某些部位的皮肤肌肉有发麻、发痒、虫行蚁走等感觉？

这是由于入静后，大脑皮层皮肤感觉的区域进入深度的抑制状态，因而出现了有关皮肤刺激的各种幻觉。对这种情况不必特别注意，只要继续意守小腹部，或轻松地随息，呼吸不过深，便可解决。

（3）练坐功的过程中，为什么有些人的身体会有轻微的摆动？

坐功入静后，有的人由于身体姿势改变，重心不稳，失去平衡，身体通过轻微摆动而作自我调整。这是一种情况。第二种情况是，练功入静后，呼吸、心跳有节律性的活动，通过胸壁或腹壁有节奏的起伏、波动表现出来，而由于惯性的作用，整个上体有时也会随之有节奏地前后或左右微微摆动起来。遇到这种情况，不必故意追求摆动，以免由微摆而小摆，由小摆而变为大摆。应当继续意守小腹部，让意念跟随呼吸，稍久，就可停止摆动。

（4）练功中为什么有时会出现耳鸣、晕眩、出汗等现象？

这大都发生于呼气过长或停顿呼吸的人身上，由于呼吸停顿时间过长，或呼吸过深，引起血氧过低，因而出现了这些现象。只要不作停顿呼吸或呼气不要太长，自然就不会出现这些现象了。

（5）为什么坐功入静后，有的人会看到眼前有各种颜色、各种形状的景物出现？

这也是大脑皮层进入深度抑制后出现的幻觉，不必在意。

（6）练气功是否真能练成一团"热气"，在体内行走？

不能。练气功者也不应追求这一虚假的目标。人体从外界吸进的空气，经鼻子进入气管，最后到达肺泡，就达到了终点。它不可能走出肺部而沉入小腹丹田，更谈不上循着一定的路线运行。练功者感到有一团"热气"或一股"热流"，可能是局部皮肤肌肉张力改变、皮温升高、局部血流改变等引起的错觉。至于这种感觉是否与针灸时经络穴位的"得气"类似，还有待进一步研究。

（7）为什么有些练坐功的人入静后会"大动"起来，出现所谓"走火"现象？

应该承认，练功会引起意识上的种种反应。但各人的表现状态不同，有的容易入静，有的比较困难，有的入静后易有幻觉、错觉甚至会作出一些不由自主的行动。这种差别与大脑皮层高级神经活动的类型不同有关；同时，不同的练功方法也有不同的反应。那些追求所谓"过三关""小周天""大周天"运气的练功者，容易出毛病，尤其是在事前受到有关"大动"反应的暗示时，更易发生不良反应。练功者在练功时追求所谓气通三关，自己想象出种种幻觉，但又未能达到假想的目标，在意识上就形成一种矛盾。这种矛盾状态反过来又会影响呼吸、循环等系统的生理功能，甚至会引起一些不由自主的动作。这种现象类乎"自我催眠"，已经不是气功了。人们在所谓"催眠状态"时，常常可以做出种种不自主的、离奇的活动。

如果按照正确的方法进行练功，不会出现什么"大动"的现象。为了避免练功出现偏差，练习方法宜采简便而质朴的松静功。即练功时，肌肉放松，心情自然、舒畅，不要刻意追求身体内部的反应。应该指出的是，性情过于孤僻、情绪十分忧郁、平日好静的患者不宜再练静功，他们应该多参加八段锦、太极拳、广播操、球类、跑步等运动，以便更好地改变精神面貌，达到活动治疗的目的。

二、中老年人运动健身的注意事项

（一）量力而行

年龄因素所引起的身心变化会对中老年人的健康产生很大的影响，在体育健身过程中，中老年人要量力而行，切不可争强好胜。其运动形式主要是严格控制负荷量的有氧运动，如果负荷量安排不当，则可能对身体造成一定程度的损害，甚至引发意外事故。此外，中老年人健身过程中还应进行自我监控，并定期对身体进行健康检查。合理安排运动负荷是中老年人进行体育运动锻炼一定要遵循的原则，这对于预防过度疲劳有重要作用。合理安排运动负荷的关键是掌握好科学锻炼的基本原则，身体锻炼要量力而行、循序渐进、持之以恒。

（二）加强监督和检查

中老年人由于身体的特殊性，在进行体育锻炼前，一定要做好体格检查，通过检查来更好地了解自己的身体健康状况，以免发生意外。加强体育运动锻炼的医学监督工作，其中也包括自我监督，以防止过劳或意外损伤。

众多的事例说明，中老年人在从事体育运动锻炼时容易发生心血管疾病，且大部分都是在旧有病变的基础上引起的，所以中老年人定期进行身体检查是十分有必要的。这有利于了解其心血管系统呼吸系统，肌肉、骨骼运动系统的功能状况。

（三）劳逸结合

中老年人进行体育运动锻炼，不仅要注意劳逸结合，而且还要严格遵守体育运动锻炼的卫生原则。运动负荷安排要做到动态平衡，即经常根据身体的反应，外界环境和条件的变化，及时进行调整。卫生原则包括饭后至少间隔一小时再锻炼；跑步后不要马上大量喝水、洗热水澡等；夏天锻炼时间宜选择在清晨或傍晚，以避免中暑等。

对于大多数中老年人来说，长跑后出现膝关节病症是一种正常的生理现象。需要指出的是，不少人是因为突然加大运动量（跑得过快或距离太长）引起疼痛，所以中老年人一定要遵守循序渐进的锻炼原则。

第七章　休闲旅游与老年健康促进与管理

随着年龄的增长,人体内各器官及组织细胞的功能出现退行性变化或呈现衰退状态,心理方面也会出现一些变化,所以中老年人具有与青年人不同的生理和心理特征。因此,中老年人要根据自己的主客观实际情况,适当参加旅游活动,并学习一些必要的旅游知识。

第一节　做好旅游前的准备

不同的季节、不同的地方都有着独特魅力的旅游景观,吸引着五湖四海、络绎不绝的游人去旅游。对于任何一位准备旅游的中老年人来说,旅行前都应做好充足的准备。

一、慎重选择旅行社

中老年人出外旅游最好选择有资质、信誉高的旅行社,或者加入"夕阳红"老年人旅游团。参加旅行社旅行,可以省时、省事,甚至也可以节省费用,是一般旅游者乐意选择的一种出游方式。但是,由于多种原因,游客在参加旅行社组织的旅行活动时往往并不如意,旅行过程中不愉快的事情时有发生,因此出行前慎重选择一家信誉好的旅行社非常重要。

（一）看清旅行社的资质和类型

出游最好找值得信赖的旅行社。我国比较著名的大旅行社有：国际旅行社(简称"国旅")、中国旅行社(简称"中旅")、青年旅行社(简称"青旅")等。一般来说,这些旅行社规模较大,管理较正规,员工素质相对较高,有一套较为完善的服务保障体系,他们在全国各地的城市和著名风景名胜区都设有分支机构,虽然各自独立核算、自负盈亏,但互成网络,业务联系密切,有很好的接待能力。万一在旅游过程中出现不尽如人意的地方,回来后也好协商解决。

(二)选择适合自己的旅行社

随着旅游市场的逐渐升温,旅行社之间的竞争日益激烈。旅行社的竞争有利于旅游业的发展;但对旅游者个人来说,就存在选择问题。在旅游市场还不很规范的情况下,难免有一些旅行社为了争夺客源竞相压价,服务质量难以保证,使旅游者花了钱却不能享受到应有的服务,造成旅游过程中的许多麻烦。[①]

通常旅行社只提供单项旅游产品或旅游产品中的部分项目。如有的包价内容只含交通和食宿;有的包价产品在每日餐食中只包其中的一餐;另外,有只包交通,不包吃(餐费自理),等等。前一种是大众旅游的普遍方式,可以省去游人的许多麻烦,也便于团队集体行动。但对旅游者个人来说缺少个性和自由,饮食也没有选择的余地。后一种有一定的自由,但比较麻烦。旅游价格应尽可能细化,特别是所包含的项目内容,自费项目及其价格必须在合同中标明,并坚持自愿参加的原则。同时旅行社要为游客购买旅行社责任险和意外险(有的旅行社只买旅行社责任险,意外险要游客自己购买)。

选择旅行社一定要重视质量,一些不良旅行社利用中老年人重视表面价格、忽视旅游品牌的心理特点,压低直观报价,甚至推出"零团费"之类的线路。实际上却以增加购物点、用质次价高的自费旅游项目来弥补接待费用的不足并获取利润。所以一定要看清旅行社的行程安排,即使参加一日游,也要签订旅游合同,并索取正式发票。

很多旅行社都推出了"夕阳红旅游线路""长者行"等老年人旅行团,针对老年人的实际情况设计线路、安排行程、选派优秀导游、安排随团医生,处处体贴入微。老年人有相同的生理和心理特征,有共同的语言,相近的兴趣爱好,思想容易沟通,他们在一起旅游,有利于老年人互

---

① 杨奇美.健康与旅游 [M].哈尔滨:哈尔滨工程大学出版社,2018.

相交流,让儿女省心又放心。老年人不妨选择有资质的正规旅行社,参与专为老年人推出的特色旅游活动。

自助旅游受到年轻人的青睐。有些中老年人喜欢一家人或邀几个老朋友进行自助旅游,那要做好充分的准备。如通过查阅旅游报刊、书籍或者是互联网,广泛收集资料,然后根据各自的喜好,拟定一个可行的旅行计划。旅行计划主要制订旅游线路、交通、住宿、行程安排等,可参考旅行社的方案。自助旅游需自行预订车票、机票、船票,或者自备其他旅行交通工具。订机票,不同季节、不同时间段的机票折扣是不同的,要根据各自的具体情况进行安排,一般情况下应尽早订,这样出行时间有保证,并有可能享受到优惠的价格。国际机票尤其如此,国际航程及航班的安排最好听从专业人员设计,不同的行程、路线安排价格会相差很大。订购联程机票发生突发事件不能按期登机的,要尽早和服务商联络,尽可能减少不必要的损失。订购的火车票、汽车票一经确认,如要退票就必须承担退票费,退票手续费一般为票款的 5% ~ 20%,所以订票一定要慎重。

二、详细考察旅游线路和行程安排

中老年人安排出游行程时,要特别注意选择适合自己的旅游目的地以及旅游方式,并注意行程安排。目前,每年在重阳节前后,不少旅行社会专门为老年人推出一些合适的"长者团"游行线路,这是根据老年人的实际量身定做的,适合 50 岁以上的中老年人参加,一般行程设计比较轻松,体力消耗不大,有一日游的,也有数日游的;有国内著名风景名胜景区的观赏,也有海外游。有的旅游团还会配备专业医护人员随行,为中老年人安全出行考虑得比较周到细致。总之,不管选择什么样的旅游路线、多长的旅游行程,只要玩得舒心、身体健康就是最适合的。[①]

三、慎重选择出行时间

中老年人离退休后,闲暇时间相对较多,时间的自主性较强。因此,

---

① 孙新成,吕宝,步国香.旅游观光与健康 [M].郑州:河南医科大学出版社,1999.

对于出游的时间可以有许多选择。一般来说,老人出游应避开旅游旺季、寒暑假和黄金周、小长假等高峰期。一来可以避免因出游人多,产生拥挤发生的意外风险;二来可避免旅游景点、酒店及餐饮服务网点等公共场所因游客过多,接待能力跟不上,而产生的负面效应,影响出游的心情和质量;三是淡季错峰出游可节省机票、门票、住宿等开支。因此,每年4月至6月和10月至11月期间,是老年人出游的黄金时间。这期间,气候的舒适度较佳,雨水相对较少,各地的温差相差不太大,既不太热、也不太冷,出门时也无需携带过多的衣物,可减轻行李负担。另外,在这个时期,老年人不容易因气候的变化而生病,季节性疾病的发病率相对较低。

四、周密考虑出游目的地

中老年人出游的目的地除了选择感兴趣、没去过的新鲜地方外,还要考虑到旅游目的地气候的舒适度、地理环境、交通条件、社会安全等要素。据了解,目前国内中老年人出游的热门目的地一般有以下五类:首先是自然风光优美、气候宜人的海滨城市,如三亚、青岛、大连、烟台、北戴河、厦门、北海、海口等;其次是文物古迹较多、历史悠久的历史文化名城,如北京、西安、洛阳、南京、承德、大同、曲阜、扬州、镇江、淮安、宁波、南昌、泉州、沈阳、哈尔滨、长沙、重庆、绍兴、平遥、大理、丽江、歙县、敦煌、乐山、延安、山海关等;再次是繁华的大城市,如上海、广州、深圳、天津、成都、武汉等;还有风景秀丽的山水园林城市,如桂林、昆明、杭州、苏州、济南等地;最后是名山大川,如黄山、庐山、武夷山、张家界、黄山、雁荡山、峨眉山、普陀山、五台山、九华山、泰山、华山、恒山、衡山、嵩山、龙虎山、武当山、青城山、崂山、三清山、井冈山、长江三峡、九寨沟、鄱阳湖、洞庭湖、太湖、千岛湖、日月潭等。

如果是到西藏、青海等高海拔地区旅游,老年人要量力而行,对于年龄较大、体质一般、患有高血压、心血管疾病的老年人就不要去了,避免出现危险。对于年龄较大、身体较弱的老年人,适合参加休闲度假旅游、养生旅游、海滨旅游、文化旅游、城市旅游、乡村旅游等线路,但出游时间不宜太长。有条件的中老年人也可以参加港澳旅游和台湾旅游。

近年来,随着旅游市场的日益发展,旅游业竞争日益激烈,旅游线路很多,挑选余地越来越大,旅游费用也较便宜,使国外旅游也成为一种时尚。在国外旅游目的地方面,东南亚始终很热门,新马泰一线已很成熟;日、韩、澳大利亚、欧洲、非洲游也很受老年人青睐,尤其是一些深度游的线路,行程也会相对舒适,很适合老年人参加。

不管最终选择去哪里旅游,出行前都应该对旅游目的地的天气情况、交通情况、风俗习惯、风景名胜、休闲购物等有一个初步的了解,做好相应的准备。切忌对所到之处一无所知,旅游时遇到问题束手无策。

五、做好必要的知识准备

当我们选择了旅游线路和旅游目的地以后,就应该找一些有关该地区的旅游交通地图和介绍旅游景点的书籍看看,对旅游地的天气状况、交通情况、各景点的情况、旅游地的风俗习惯和名优特产等有一个大致了解,以便有针对性地做好出发前的物品准备;有利于在旅游过程中加深对景物的理解,对于自己不熟悉的地方,可以准备向导游提问,有利于提高自己的知识水平;了解当地的名优特产、旅游纪念品等旅游商品及其性能、价格,便于有目的地选择购买。

到国外旅游,事先应该学习和了解旅游目的地国家和地区的风俗习惯,并且要尊重他们的风俗,即"入乡随俗";千万不能做违反当地居民信仰和传统风俗习惯的事情,否则容易造成麻烦与危险。如到伊斯兰国家或信奉伊斯兰教的民族地区旅游,千万不可带猪肉及其制品去。到傣族家里做客时,不要靠中立柱,不要跨火塘,不要去观看他们的卧室。到其他地区旅游购物时,不想买,就不要去问价,砍价后就应该买下,不然容易造成麻烦和纠纷。各地方有不同的称呼,如我国许多地方称呼女服务生为"小姐";但到海南,要对女服务生称"小妹"或"阿姨"(尊称)。国外旅游车的第一排是为导游等工作人员专门准备的,游客不要去坐,因为如果发生交通事故,坐在第一排的游客就拿不到相应的赔偿。①

六、调整心态

出门旅游是一种心灵放松、是一种精神享受。出门在外,生活自然没有在家里那么方便舒适。所以,在旅游时千万不能把不如意的事情老

---

① 罗书练.健康旅游手册[M].北京:人民军医出版社,2005.

放在心上,影响自己的旅游情绪。要尽可能地主动适应旅游目的地的生活环境和生活条件,放松自己的心情,去欣赏自然界的各种美,人类社会的各种美,并把自己的心灵与美融合在一起,达到物我两忘的境界和心情愉悦的目的。这样,就可以有一个完美的旅游过程和良好的旅游效果。

旅游不但耗费精力和体力,还要打破人们的日常生活习惯,特别是对几十年来已经养成的生活规律,在旅游过程中进行必要的改变和调整,对于中老年人来说是一件辛苦的事。如果旅游行程安排过于紧密、时间安排过于紧张的旅游线路,就不适合中老年人参加。因此,中老年人出游一定要放松,不可抱着"多走几个地方才值"的心理。一般适合老年人的旅游线路,在时间安排上都比常规团队要长,旅游节奏比较舒缓,不会让老年人觉得很疲劳、很辛苦。

七、做好身体检查

中老年人出游前应进行体检,必须对自己的身体情况有清晰的了解,高血压、冠心病、癫痫等慢性疾病患者最好不要出游,更不能参加长时间的旅游活动。就是参加短途旅游,也不应对旅行社隐瞒病史。如果出游必须征得医生同意,并备齐药物,事先要告知领队和团友,以防不测。这些慢性病人自我感觉没病时,也未必真的没病,只不过是病情尚未暴发而已,一旦发现自己不舒服,就应立即告诉领队。有不适宜参加旅行的病症,就应该当机立断,放弃旅游而选择就医,以保证人身安全。

根据各自的身体状况,选定旅游地点,安排旅行日程,能远则远,不能远则近,不要勉强。随团旅游时,出发后要及时向随团保健医生介绍病情。自助旅行时,最好结伴而行,可邀约小区内经常一起活动或单位里的老年朋友共同出游,彼此熟悉情况,可以互相照顾,切忌独自远行。出行在外,身上要有一张记有自己身体状况和亲人联系方式的卡片,以便发生意外时及时提供帮助。

八、常用物品准备

（一）带好身份证件

居民身份证是我国公民合法身份的证明，出行时一定要携带。现在酒店、宾馆在入住登记时，均要提供身份证才可以入住，否则将有被拒之门外的可能。火车票推行实名制后，旅客购买火车票，进出火车站也需要提供身份证。购买飞机票更少不了身份证。在外地，如果需要去银行取钱汇款，也少不了身份证。所以，身份证的用途越来越广泛，出行时一定要携带和保管好自己的身份证。此外，老年人还应带好相应的有效证件，如离休证、军官证、教师证、残疾证等。

（二）携带老年证

我国一些省市，为年满 60 周岁的老年人印发《老年证》，60 周岁以上的老年旅游者在国内不少景区都能享受到一定的门票价格优惠，70 周岁以上的老年人可凭有效证件免收门票。而其他一些商业景区也可能有一些优惠规定。部分城市已实行老年人免费乘坐公共交通工具的规定。有些旅游景点还专门推出供老年人通行的"绿色通道"。

此外，老年人到使馆签证也能得到特殊照顾，如申请美国签证时，满 80 周岁的老年人可以通过中信银行的免面谈代传递服务向使馆签证处递交非移民签证申请，无需亲自前往排队面谈。少数航空公司会针对老年人推出特别的优惠票价，各个航空公司的优惠方式和程度不同，不妨细心留意。

（三）正确选备衣物

如果在秋冬季节，去我国东北、西北、华北地区旅游，那里气候寒冷，多雨雪天气，要充分考虑到天气的变化，备足防寒衣服、鞋袜、手套、帽子等。选穿鞋子时要尽量考虑到防水和防滑，做好自我保护，以免伤害身体。如果是选择夏天出门旅游，衣服就可以适当少带一些，本着够换洗就行的原则，要穿一些透气吸汗而又宽松的淡色衣服，并且要戴太阳帽、太阳镜，另外最好再备一把扇子。出外旅游穿的衣服要舒适、柔软、穿脱自如，多以休闲衫、运动衫为主。

鞋子要轻便、柔软、防水、防滑，常以底厚的旅游鞋为主，千万不可穿高跟皮鞋出游。老年人因脚的内侧肌肉群和韧带的应变能力随年龄的增长而越来越弱,脚的负重能力和抗震力也随之逐渐下降。有的老年人穿的平底旅游鞋,会因为自身的体重和地面的冲击而引致脚痛、腿痛、膝关节痛,甚至腰痛。老年人应根据自己的情况,选择底厚的旅游鞋、运动鞋,也可选择2厘米左右的低跟鞋、坡跟鞋,并且要防滑、轻便柔软。这样既能保护脚,又能维持正常活动,不会带来不必要的痛苦。

（四）准备其他生活物品

考虑到天气的变化,最好带把伞,晴天遮阳、雨天挡雨,一举两得。日常洗漱用品、水杯、防护霜、手霜、唇膏、眼膏、风油精、眼镜、太阳镜、指甲刀、干湿纸巾、针线包、剃须刀、拖鞋、细绳、可转换插头、小手电等物品,可依外出旅游的季节、气候情况以及在外的时间长短、个人的生活习惯等选择携带。用不到的东西坚决不带,带的东西就应该是需要的。如到热带或夏季到海滨休闲度假,阳伞、太阳镜、防晒指数高的防晒霜是必须带的。

为了通信方便,很多人出门都会带手机,要注意带好手机的备用电池或充电器。还要记得在临行前,检查是否带好了与家庭、单位和有关亲朋好友的电话号码簿。照相机也是现代旅游不可缺少的工具,一定要准备好充足的电池或电源线,以及其他配套使用的器材等。此外,还应携带旅游指南手册、地图、旅行日程表、列车时刻表等,以方便出行时的需要。

第二节　旅游中的健康安全事项

生命是脆弱的,疾病和意外常常伴随着我们,当我们沉浸在祖国的美好景色中,意外常常会不期而至,这时我们就需要掌握一些基本的救护知识来应对这些意外,做到有的放矢,防患于未然。

一、旅游突发意外概述

（一）旅游突发意外的分类

1.常见急症意外

常见急症意外指游客本身具有某些原发疾病，在旅行中原发疾病意外发作从而导致意外的出现。常见急症意外有以下几种：

（1）急性冠脉综合症，这是一组由急性心肌缺血引起的临床综合症，包括急性心肌梗死（AMI）和不稳定型心绞痛（UA）。世界卫生组织最新资料显示，中国的冠心病死亡人数已居世界第二位，而且发病呈年轻化趋势，男性远远多于女性，且88%的冠心病患者猝死发生在医院外。

（2）糖尿病急症，糖尿病是一种常见的内分泌代谢疾病，已成为继肿瘤、心脑血管疾病之后第三位严重的慢性非传染性疾病。糖尿病的危害在于它的急、慢性并发症，其中糖尿病的急性并发症以急危重的临床过程出现，若处理不当，容易危及性命。糖尿病急症包括糖尿病酮症酸中毒、高血糖高渗综合症、乳酸性酸中毒、糖尿病低血糖症。

（3）脑卒中又称为中风，是一组急性脑循环障碍所致的局限或全面性脑功能缺损综合症，包括缺血性（包括短暂性脑缺血发作、脑血栓形成、脑栓塞）和出血性卒中（包括脑出血和蛛网膜下腔出血）两大类。

2.常见疾病意外

常见疾病意外指游客在旅行中突发一些生活常见疾病，有以下几种：

急性上呼吸道感染：简称上感，又称普通感冒，是包括鼻腔、咽或喉部急性炎症的总称，是最常见的急性呼吸道感染性疾病，多呈自限性，但发生率较高。成人每年发生2～4次，儿童发生率更高，全年皆可发病，冬春季较多。

消化性溃疡：是指胃肠道黏膜在某种情况下被胃酸、胃蛋白酶消化而造成的溃疡，多发生于胃和十二指肠。消化性溃疡是全球常见病，十二指肠多见于青壮年，胃溃疡多见于中老年人，男性多于女性。

急性阑尾炎：阑尾是位于盲肠末端的一个细管状器官，多位于右下腹部,急性阑尾炎是外科常见病,居各种急腹症的首位,若治疗不及时或不恰当可导致腹膜炎,甚至危及生命。

高原反应:是人体暴露于低压低氧环境后产生的各种病理性反应,是高原地区独有的常见病。

晕动症:即晕车病、晕船病、晕机病和由于各种原因引起的摇摆、颠簸、旋转、加速运动等所致疾病的统称。中国是世界"晕动症"发生率最高的国家之一,80%的人都曾经历过不同程度的晕动反应。这种疾病目前没有彻底治愈的办法,但选择有效的抗晕药能够很好地缓解痛苦。

3. 意外伤害

意外伤害指游客在旅游中遭受的一些常见意外伤害,主要包括以下几种:

中暑:指长时间暴露在高温环境中,或在炎热环境中进行体力活动导致机体体温调节功能紊乱所致的一组临床症候群,以高热、皮肤干燥以及中枢神经系统症状为特征。

食物中毒:指患者所进食物被细菌或细菌毒素污染,或食物含有毒素而引起的急性中毒性疾病。

蛇虫咬伤:在我国已发现毒蛇有50余种,常见的有10余种,对人危害较大的有眼镜蛇、金环蛇、银环蛇、五步蛇、蝮蛇等,在野外被毒蛇咬伤而死亡的发生率在动物伤害中比例最高。在树林间、草丛中、溪流边,尤其是夏秋之时,易被毒蚊毒虫等叮咬,被毒虫咬伤后必须及时处理,否则会中毒。人中毒后,轻则全身瘙痒、疼痛、浑身没劲,重则死亡。[①]

外伤:指由于外界物体的打击、碰撞或化学物质的侵蚀等造成的人体外部损伤,常见外伤包括出血与骨折等。

触电:又称电击伤,通常指由于不慎触电或遭受电击后造成的人体损伤。轻者可能为皮外伤,重者则有生命之忧。其致死原因主要是电击后导致大脑神经的抑制和心肌的抑制,心室纤维性颤动。

溺水:指由于人体淹没在水中,呼吸道被水或水中杂物堵塞或喉痉挛导致的窒息状态,一般落水后4～6分钟内即可昏迷,直至死亡。

---

① 高曾伟,易向阳,高晖.中老年旅游[M].上海:上海交通大学出版社,2012.

4. 突发事件

突发事件指游客在旅游中遭受的一些自然灾害、人为突发事件等，主要包括以下几种：

地震：又称地动、地振动，是地壳快速释放能量过程中造成的振动，其间会产生地震波的一种自然现象。地球上板块与板块之间相互挤压碰撞，造成板块边沿及板块内部产生错动和破裂，是引起地震的主要原因。

台风：是发生在热带洋面上的一种强烈的气旋性风暴，并常伴有狂风、暴雨、巨浪和海潮。我国是受台风影响严重的国家之一。台风具有如下特点：

季节性：一般发生在夏秋之间，最早可发生于5月初，最迟可发生于11月。

变化性：台风的风向变化多端，常出人意料，因此很难准确预报其中心登陆点的位置。

破坏性：台风常伴有大暴雨、大海啸、大海潮等情况，对登陆地区的建筑物及农作物等破坏力大。

火灾：是指在时间或空间上失去控制的灾害性燃烧现象。在各种灾害中，火灾是最经常、最普遍地威胁公众安全和社会发展的灾害。人类使用火的历史与同火灾作斗争的历史是相伴相生的，人类能够对火进行利用和控制，是文明进步的一个重要标志。人们在用火的同时，不断总结火灾发生的规律，尽可能地减少火灾及其对人类造成的危害。

踩踏：指在某项活动中，因人群过度拥挤，部分人因行走或站立不稳而跌倒未能及时爬起，被人踩在脚下或压在身下，短时间内无法及时控制的混乱场面。踩踏伤亡的特点是损伤人数多、伤情重、多发伤、现场处理比较复杂。

（二）旅游突发意外的救护原则

遇到意外伤害发生时，不要惊慌失措，要保持镇静，并设法维持好现场的秩序。在周围环境不危及生命的情况下，不要轻易搬动伤员，暂时不要让伤病员进食和水。如发生意外，而现场无他人，应大声呼救，请求来人帮助或设法联系有关部门，不要单独留下伤病员。

遇到严重事故、灾害或中毒时，除急救、呼叫外，还应立即向相关政府、卫生、防疫、公安等部门报告,报告现场地点、病伤员人数、伤情如何、都做过什么处理等。对呼吸困难、窒息和心跳停止的伤病员,快速置其头于后仰位,托起下颌,使其呼吸道畅通,同时施行人工呼吸、胸外心脏按压等复苏操作,原地抢救。一切现场抢救行动必须服从统一指挥,不可各自为政。

二、旅游意外应急处理

(一)常见急症的应急处理

1.急性冠脉综合症

(1)临床表现

心绞痛:发作性胸前区压榨性疼痛,因堵塞的血管位置不同,表现的疼痛位置也不同,患者会出现皱眉、咬牙、捂胸、心慌气短等表现,一般持续 1～5 分钟,很少超过 15 分钟。老年人的心绞痛表现常不明显,可仅表现为胸闷、嗳气,故常常会延误治疗。

心肌梗死:发作性心前区疼痛在 15 分钟以上;口服硝酸甘油不能缓解;患者常伴呕吐、面色苍白、大汗淋漓、四肢厥冷等症状;平常血压正常或高血压者此时血压突然下降。

(2)急救措施

急性心肌梗死早期识别、诊断及治疗能改善预后。

教会患者及其家人识别急性冠脉综合症的症状。

当症状出现时立即拨打急救电话,而不是自己驾车去医院从而延误处理。

处理心绞痛的十字诀:安静、休息、呼救、服药(硝酸甘油)、吸氧。

2.糖尿病急症

(1)临床表现

糖尿病酮症酸中毒:早期出现疲乏无力、极度口渴、多饮多尿等症状;中晚期可出现食欲不振、恶心呕吐、呼吸深大(烂苹果味)、头痛、烦躁、嗜睡甚至昏迷等症状。

高血糖高渗综合症:老年 2 型糖尿病患者多见;血糖一般大于33.3mmol/L;脱水更严重;常伴意识障碍甚至昏迷。

乳酸性酸中毒：深大呼吸；疲乏无力、恶心呕吐；神志模糊、面颊潮红；血压、体温下降；休克或深昏迷。

糖尿病低血糖症：低血糖是指成年人空腹血糖浓度低于 2.8mmol/L，而糖尿病患者血糖值不高于 3.9mmol/L 即可诊断为低血糖。低血糖的症状通常表现为出汗、饥饿、心慌、颤抖、面色苍白等，严重者还可出现精神不集中、躁动、易怒甚至昏迷等症状。

（2）急救措施

安静，取患者舒适的体位。

观察患者意识和呼吸，保持气道通畅。

对清醒患者，无论低血糖还是高血糖，必须喂食甜食或糖水。

拨打急救电话，送医院抢救。

3. 脑卒中

（1）临床表现

一般脑出血患者发病前有精神紧张后头痛、头晕、肢体麻木等症状。起病急，常在白天发生。轻微脑出血者可有头痛、头晕、呕吐、眼花或眼前发黑、意识清楚或朦胧、嗜睡、失语、肢体偏瘫、一侧口角下斜、不断流口水等症状。重型脑出血者一般突然倒地、大小便失禁，很快进入昏迷状态；脑血栓、脑栓塞与脑出血症状相同，但程度较轻，因血栓栓塞的位置不同，症状表现不一。

一分钟内识别脑卒中：俗称为"抬、说、笑"，即令患者抬起双臂或双腿，看是否一侧不能支撑、说话含糊不清、口眼歪斜。

（2）急救措施

快速识别，快速启动紧急医疗服务。

将可疑脑卒中患者安置在一个舒适体位（半卧或前倾位），避免晃动。

应给与昏迷者稳定侧卧位，保持其呼吸道通畅。

有条件可予吸氧。

观察生命体征，如出现心跳、呼吸停止，应立即 CPR。

暂时禁止给患者进食及水。

拨打急救电话，快速送医院救治。

（二）常见疾病的应急处理

1. 急性上呼吸道感染

（1）临床表现

主要表现为鼻部症状,发病同时或数小时后可有如打喷嚏、鼻塞、流清水样鼻涕等症状,也可表现为咳嗽、咽干、咽痒或灼热感,甚至鼻后滴漏感。2～3天后鼻涕变稠,常伴咽痛、流泪、味觉减退、呼吸不畅、声嘶等症状。一般无发热及全身症状,或仅有低热、不适、轻度畏寒、头痛等症状。

（2）治疗要点

对症治疗:休息;病情较重或年老体弱者应卧床休息,忌烟酒,多饮水,保持室内空气流通;有发热、头痛、肌肉酸痛等症状者,可选用解热镇痛药,如复方阿司匹林、对乙酰氨基酚、呵噪美辛（消炎痛）、索米痛片（去痛片）、布洛芬等;对于咳嗽症状较明显者,可给予右美沙芬、喷托维林等镇咳药。

中医中药治疗:具有清热解毒和抗病毒作用的中药有助于改善症状、缩短病程。小柴胡冲剂、板蓝根冲剂应用较为广泛。

2. 消化性溃疡

（1）临床表现

消化性溃疡有慢性和周期性发作的临床特点,上腹痛为主要症状,可分为钝痛、烧灼痛、胀痛和饥饿痛,疼痛有典型的节律性;十二指肠溃疡表现为饥饿痛,进食后缓解。若患者夜间痛醒,高度提示十二指肠溃疡;胃溃疡表现为餐后约1小时发生疼痛,1～2小时后逐渐缓解,至下餐进食后再次出现。

（2）治疗要点

一般治疗:生活要有规律,避免过度劳累和精神紧张,戒烟酒,禁止服用非甾体消炎药。

药物治疗:抑制胃酸分泌的药物有复方氢氧化铝、奥美拉唑等;保护胃黏膜药物有硫糖铝、胶体次枸橼酸铋;凡有幽门螺杆菌感染的消化性溃疡,无论初发或复发,活动或静止,有无并发症,均应服用根除幽门螺杆菌的药物。

3. 急性阑尾炎

（1）临床表现

典型的急性阑尾炎初期症状为中上腹或脐周疼痛，数小时后腹痛转移并固定于右下腹。转移性右下腹痛及阑尾点压痛、反跳痛为其常见临床表现，但是急性阑尾炎的病情变化多端，其临床表现为持续伴阵发性加剧的右下腹痛、恶心、呕吐，多数病人白细胞和嗜中性粒细胞计数增高。右下腹阑尾区（麦氏点）压痛，是该病重要体征。

（2）治疗要点

非手术治疗：可用抗生素抗感染治疗。当患者被明确诊断为急性阑尾炎，有手术指征，但因患者周身情况或客观条件不允许，可先采取非手术治疗，延缓手术。若急性阑尾炎已合并局限性腹膜炎，形成炎性肿块，也应采用非手术治疗，使炎性肿块吸收，再考虑择期切除阑尾。患者应卧床休息，禁食，给予水、电解质和热量的静脉输入等。

手术治疗：原则上，急性阑尾炎都应采用阑尾切除手术治疗。

4. 高原反应

（1）临床表现

常见的症状有头痛、失眠、食欲减退、疲倦、呼吸困难等。头痛是最常见的症状，常为前额跳痛，夜间或早晨起床时疼痛加重，增加肺通气，如用口呼吸、轻度活动等可使头痛减轻。

（2）治疗要点

轻症者：可不予处理，一般经适应 1～2 周，症状自行消失。反应较重者酌情选用镇痛、镇静、止吐等药物对症治疗，如索米痛片（去痛片）、地西泮、甲氧氯普胺等。头痛及呕吐者还可用"氨扑苯"及"消呕宁"，后者主要作用于呕吐中枢而对其他区域无抑制作用。

重症者：可予间断或持续吸氧，不主张长时间吸氧（因有碍机体对低氧环境习服）。必要时可用轻缓利尿剂如醋氮酰胺或用氨茶碱口服等治疗。

5. 晕动症

（1）临床表现

本病常在乘车、船、飞机等数分钟至数小时后发生。初时感觉上腹不适,继有恶心、面色苍白、出冷汗,旋即有眩晕、抑郁、唾液分泌增多和呕吐等症状。可伴有血压下降、呼吸深而慢、眼球震颤,严重呕吐会导致失水和电解质紊乱。

（2）治疗要点

发病时患者宜闭目仰卧。坐位时,头部应紧靠在固定椅背或物体上,避免较大幅度的摇摆。要保持安静、通风良好。同时可选用抗组胺和抗胆碱类药物,如氢溴酸东莨菪碱、茶苯海明(晕海宁、乘晕宁)、盐酸倍他司汀(抗眩啶)等。

为了减轻晕动症的易感性,有许多方法可以使用。如为获得充足的新鲜空气,可打开汽车的窗户、到轮船甲板的前端,打开飞机头顶的通气孔,尽量保持头不动,闭上眼睛,凝视主焦点或一个不动的物体。并且坐在感觉动作幅度最小的地方——汽车前排的座位、轮船中间或是轮船前仓的舱位、机翼上方的座位。

(三)意外伤害的应急处理

1. 中暑

（1）临床表现

先兆中暑:大量出汗、口渴、头昏、耳鸣、胸闷、心悸、恶心、体温升高、全身无力;

轻度中暑:除上述病症外,体温38℃以上、面色潮红、胸闷、面色苍白、恶心、呕吐、大汗、皮肤湿冷、血压下降等呼吸衰竭的早期症状;

高度中暑:除上述症状外,出现昏倒痉挛,皮肤干燥无汗,体温40℃以上等症状。

（2）处理要点

迅速将中暑者转移到阴凉、通风的地方,解开其衣扣,使其平躺休息。

用冷毛巾敷头部,并擦全身降温。

喝一些淡盐水或清凉饮料,清醒者也可服用人丹、绿豆汤等。

重度中暑者立即送医院急救。

2. 蛇虫咬伤

（1）临床表现

毒蛇外观为头大颈细、尾巴短而突然变细、花纹较鲜艳，咬伤表现为一个或几个点状牙痕、红肿、疼痛明显，常伴出血、水泡、瘀斑；无毒蛇外观为头呈钝圆形、颈不细、尾巴细长、花纹多不明显，咬伤表现为成排、细小锯齿样牙痕；红肿、疼痛不明显，少出血或不出血，无瘀斑、水泡。毒虫咬伤后，伤者轻则全身瘙痒、疼痛、浑身没劲，重则死亡。

（2）处理要点

立即就地自救或互救，千万不要惊慌、奔跑，那样会加快毒液的吸收和扩散。

立即用皮带、布带、手帕、绳索等物在距离伤口 3 ～ 5 厘米的地方缚扎，以减缓毒液的扩散速度。每隔 20 分钟须放松 2 ～ 3 分钟，以避免肢体缺血坏死。

用清水冲洗伤口，用生理盐水或高锰酸钾液冲洗更好。此时，如果发现有毒牙、毒刺残留必须拔出。

冲洗伤口后，用消过毒或清洁的刀片，连接两毒牙痕为中心做"十"字形切口，切口不宜太深，只要切至皮下能使毒液排出即可。

可点燃火柴，烧灼伤口，破坏毒液。

3. 外伤

（1）临床表现

出血类型有：

动脉出血：鲜红、喷射状、危险大；

静脉出血：暗红、涌出、可压迫止血；

毛细血管出血：鲜红、渗出、危险小。

骨折的特有体征有：

畸形：骨折端移位可使患肢外形发生改变，主要表现为缩短、成角、延长；异常活动：正常情况下肢体不能活动的部位，骨折后出现不正常的活动；骨擦音或骨擦感：骨折后两骨折端相互摩擦撞击，可产生骨擦音或骨擦感。以上三种体征只要发现其中之一即可确诊。

（2）处理要点

直接压迫止血：查异物，如有表浅小异物可将其取出；持续用力压迫；敷料被血液渗透，取敷料直接覆盖，继续压迫止血；呼叫，等待救护车到来。

加压包扎止血：救护员做好个人防护；先直接压迫止血；压迫伤口的敷料应超过伤口周边至少3厘米；用绷带（或三角巾）环绕敷料加压包扎；包扎后检查肢体末端血液循环。

异物插入：不拔出异物，以免大出血。

间接压迫止血法：伤口有异物，或直接压迫法无法操作时，在伤口周围置大量敷料，进行固定及止血。

骨折处理（制动！）：试着用毯子或衣物固定受伤部位，防止移动导致的损伤；拨打急救电话；对开放性骨折伤口不冲洗、不复位、不上药。

4.触电

（1）临床表现

局部表现：皮肤受伤后，局部通常有进出口，呈焦黄色，严重时可出现电伤烙印或闪点纹；

全身表现：轻型表现为精神紧张、面色苍白、表情呆滞、呼吸和心跳加速，敏感者出现晕厥、短暂意识丧失，一般可恢复，恢复后可能出现肌肉疼痛、头痛、疲乏、神经兴奋等症状。重型表现为心脏停搏，呼吸骤停，进入"假死"状态。

（2）处理要点

现场救治应争分夺秒，首要任务是切断电源。根据触电现场的环境和条件，采取最安全且最迅速的办法切断电源或使触电者脱离电源。

对有缺氧指征者给予吸氧。

对呼吸微弱或不规则甚至停止者行心肺复苏（CPR）。

保护体表电灼伤创面，用碘伏处理后，加盖无菌敷料包扎，以减少污染。

5.溺水

（1）临床表现

面部肿胀、结膜充血、口鼻腔充满血性泡沫、皮肤黏膜青紫、肢体湿冷、烦躁不安或神志不清、呼吸不规则、肺部啰音、心音弱而不整、上腹胀满；

淡水淹溺者有血液稀释和溶血的表现，海水淹溺者有血液浓缩和高血钾的表现；

严重者心跳、呼吸停止而死亡。

（2）处理要点

迅速清除口、鼻中的污物，以保持呼吸道通畅，迅速将患者置于抢救者屈膝的大腿上，将其头倒悬，轻按背部迫使其呼吸道及胃内的水倒出。

淡水淹溺者可用 3% 高渗盐水静滴，海水淹溺者可用 5% 葡萄糖或低分子右旋糖酐静滴。

行心肺复苏处理。

防治并发症。

（四）突发事件的应急处理

1. 地震逃生与自救

（1）选择夹角避震

地震发生时，立即选择炕沿下、床前、桌下，蹲身抱头，以躲避房盖、墙砖等物体的撞击，因为这些地方可形成遮蔽塌落物体的生存空间，但要注意切勿钻到床底下，床和桌子要坚固。

（2）选择厨房、厕所避震

如果住的是水泥现浇板或水泥预制板屋顶的房子，地震发生时，应立即进入厨房、厕所等处，因为这些地方开间小，有上下水管道连接，既能起到一定的支撑作用，又可能找到维持生命的水和食物，可减少伤亡。其弊端是回旋余地小，令人体缺少遮挡物。

（3）护住头、口、鼻

先用手保护好头、口、鼻，以免受伤或让灰土进入呼吸道。

（4）积蓄水源节省使用

水是维持生命所必需的。地震后受困在封闭空间时，要想方设法找水并节约用水。

（5）巩固生存空间

被埋在废墟里时，首要的是保护好自己。要尽快用砖块将头上、身上的天花板顶住，以防止在余震中天花板将自己砸伤。要想方设法用棍子给自己捅出一个出气孔，以防止窒息。

（6）创造逃生条件

地震受困时，只要能动，就要想方设法钻出去。要寻找合适的工具，如刀子、铁棍、铁片等用来挖掘废墟。要凭眼睛、耳朵和感觉找准逃生方向——哪里可以看到光线就说明距离短；哪里可以听到声音就说明距离近；哪个方向感觉风大就说明距离近；等等。

2. 台风逃生与自救

（1）台风来临前

密切关注台风动向，注意收听、收看有关媒体的报道或通过气象咨询电话、气象网站等了解台风的最新情况；根据气象部门从轻到重发布的蓝、黄、橙、红四色台风预警信号，及时采取相应预防措施；台风来临前，要做好充分的准备，如准备所需的食物、净水、药品、应急灯以及有关的生活必需品等。

（2）台风来临时

台风来临的时候，要检查自己的准备措施是否完善，以及所处区域是否安全，要听有关部门的安排，不要在有危险的地带活动。如果被通知撤离，要立即执行；若在家里，应关紧门窗，检查门窗是否坚固，取下悬挂的东西，检查电路、煤气等设施是否安全，电话线路是否正常；应尽量躲在坚固的建筑物里，不要在大树、草棚或其他简易建筑物旁逗留，以防砸伤；没有急事不要随意外出；有急事外出时，尽量乘坐出租车或公交车，千万不要在河边、海塘或小桥上行走，不要在强风影响区域开车；应避开高层建筑行走，避免被高空坠物击伤，并注意来往车辆，防止发生交通事故；要停止一切高空及户外危险作业；停止各种露天集体活动和室内大型集会；遇到危险时，拨打电话（110,119,120）求救。

第三节　旅游途中的常见病防治

中老年人要文明旅游，注意人身安全和财物安全，劳逸结合，注重保健，保持心情愉快，保证旅途身心健康。外出旅游活动时，要科学地安排生活，由于老年人的生理特点，在旅途中应注意饮食卫生。为了便于回去回忆旅游过程和照片内容,最好做好详细的旅游日记。

出门旅游,始终在展示游客的文明素质状况,一言一行都代表着游客所住地区和城市的居民形象,出国旅游的游客还代表着中国人的形象,因此,文明旅游十分重要,包括言行文明、观光文明、交通文明、食宿文明、购物文明、娱乐文明等。如果出境旅游,一定要自觉遵守旅游目的地国家或地区的法律法规。

在旅游时要自觉遵守公共秩序,按顺序购票入园、入馆,不拥挤、不堵塞道路和出入口,自觉保持环境卫生整洁。遵守铁路、民航规定,不携带危险品、违禁物品乘机乘车船。行路靠右侧,走人行道。横穿马路时,应注意交通信号,从斑马线上穿过,行人之间互相礼让,不闯红灯,不翻越马路上的隔离栏。行路不吃零食、不吸烟、不乱扔杂物、不随地吐痰。旅客在办理住宿登记手续时,应耐心回答服务台工作人员的询问,按旅馆的规章制度办理登记手续。住进客房后要讲究卫生、爱护房间设备。当服务员进房间送开水、做清洁服务时,应以礼相待。离开旅馆前,应保持客房整洁、物品完整,不做损人利己之事。要及时到服务台结账,并礼貌道别。进餐时要尊重服务员的劳动,对他们谦和有礼。当服务员忙不过来时,应耐心等待,不要敲桌碗或喊叫。对服务员的失误,要善意提出,不要讽刺挖苦。到影剧场观看演出,应提前15分钟入场,对号入座。如果自己的座位在中间,应有礼貌地向已就座者示意让自己通过,通过时要与之正面相对。观看演出时,不戴帽,不吃带皮和有声响的食物,不吸烟,不笑语喧哗。演出结束时要报以掌声,演员谢幕前不提前退席。在商店购物时,不要大声喧哗,自觉维护公共卫生,爱护公共设施。对营业员可统称"先生或师傅",不要以"喂"称呼。在自选商场购物时,要爱护商品,将没有看中的商品归放原处。离开柜台时,应对营业员的优质服务表示谢意。

一、注意饮食卫生

中老年人旅游时体力消耗较大,要适当增加营养。在旅途中可选择方便携带、营养丰富、新鲜卫生的清淡食品,少吃方便面、方便粥等方便食品,多吃蔬菜水果,防止便秘。

全包价旅游团的伙食是由旅行社统一安排的,但要注意饭菜要适合中老年人的生理需要和尽量注意大多数游客的饮食习惯。尽量安排含糖少、营养高、易消化、易咀嚼的食物，以清淡为宜，少吃油腻、辛辣、生冷食物。老年游客在旅行中要特别注意节制饮食和注意卫生，进食不要过快或太饱，尽量不要到外面用餐，少饮或不饮酒，不吸或少吸烟。餐前要洗手、洗脸，做好个人卫生；注意餐具、杯具清洁。

如果需要在外面用餐，对各地的美味佳肴、风味小吃等应以品尝为主，一次不宜吃得过多，更不能暴饮暴食，以免引起消化不良。另外，要特别注意食物新鲜。注意不食用生冷、不清洁、变质、过保质期的食物，不饮用泉水、塘水和河水，防止病毒性肝炎、痢疾、伤寒等肠道传染病经口而入。尤其是在海滨城市食用海鲜产品时，一定要挑干净新鲜的食用，防止发生食物中毒。吃海鲜时和刚食用海鲜后，不要饮用冰啤酒、冰水、冷水等饮料，因为这些都是凉性的食物，海鲜也不宜一次吃得太多，以防发生腹泻。到三亚去旅游，椰子虽然便宜，但一次不宜多吃，最多吃一个；尤其是刚到三亚，两人用两支吸管食用一个为宜，椰子与海鲜不宜同食。牢记自己的饮食禁忌，不盲目尝鲜、贪吃、乱吃。

二、避免过度疲劳

老年人长途旅行最好坐火车卧铺或乘飞机，也可分段前往。旅途时间在 10 小时之内的，可选择搭乘白天的交通工具，可以沿途观看风景；旅途时间在 8 小时之内且需坐汽车的，最好选择正规的客运公司，防止途中被倒运。

由于老年人身体机能已经退化，对自身平衡控制力较差，因此行走时常不稳，容易摔跌、绊倒。中老年人过度疲劳时，易加重心脏负担，心肌缺血缺氧，引起旧病复发。所以旅行日程安排宜松不宜紧，活动量不宜过大，游览时行步宜缓，谨慎小心，循序渐进，攀山登高要量力而行。出游时，应尽量避免走陡峭的小道，不要独自攀登山林石壁，不要参加探险等活动。若出现乏力、多汗、头昏、头痛或心跳异常时，应就地休息，有同伴看护或找随团医生就医，不可勉强坚持，患有心血管病的老年人，更应加强自我监护，出现症状时赶快服用药物。

三、保证住处舒适安静

由于老年人睡眠功能退化，当住宿环境发生改变时，夜间较难入睡或易早醒,而睡眠是健康长寿的一个重要因素,老年人和年轻人一样需要有充足的睡眠,因此他们在旅游地的住宿条件上不求豪华,但求舒适安静,旅行社为保证老年游客每天有6至8小时的睡眠时间,可选择2至3人间,由陪同人员或者同一个旅游团的其他旅伴同住一间,便于相互照顾。不要图省钱住潮湿、阴暗、拥挤、靠马路有噪声的房间,以免影响睡眠。否则老年人因体力不支,很容易诱发疾病。

如果旅途中需要入睡空调房时,一定要正确调试空调温度的高低和风力的大小。因为旅游活动量大,白天会消耗大量体力,这时候老年人的身体已经比较虚弱了,如果不注意空调的使用,会导致疾病上身。老年人身体平衡能力差,在住宿选择上,要考虑地板、楼梯、卫生间等设施是否防滑、防磕碰。老年人易忆旧,有条件时可根据老年人的意愿安排他们住一两回农家院,可勾起老年人对往事的追忆,提高老年人的旅游满意度。

四、防止旅途中生病

由于各地的天气和气候条件各不相同,有的地方一天内天气的变化非常明显,所以一定要加强自我保护。春秋季节是旅游的旺季,但天气多变,容易引起流感等呼吸道传染病,故春游不宜减衣,还要带雨具;鞋袜大小合适,不宜坐在阴冷潮湿的石头上。要防止雨淋,登山下坡切勿迎风而立,避免受凉致病。如遇雨受凉,到住处后可用生姜、葱白加红糖适量,用水煎热服,以祛风散寒。夏季很多病都容易复发,有慢性病的老年人出门要备好应急药物,不可中断原有疾病的治疗。夏季因蚊虫较多,在蚊虫通常叮人的黄昏后、黎明前一段时间不要外出。夜间外出宜穿长袖衫和长裤,不要穿对蚊子有诱惑性的深色衣服,不要穿凉鞋;晚上在寝室内可使用灭蚊喷雾器或放有拟除虫菊酯类杀虫片的灭蚊器等。秋季早晚凉、中午热,一天中的温差大,老年人机体免疫力与抗病能力下降,应随气温变化增减衣服,防止受凉感冒,影响旅游。

春游时,易出现过敏性疾病和"水土不服"等症状,应重视预防。有过敏史的老年人,要尽量回避有花朵之处,也可事先口服扑尔敏(氯苯那敏)等抗过敏药,以防花粉过敏。平时需要用药治疗者,不可擅自停用,否则可导致旧病复发,病情加重或恶化。

现在,冬季到哈尔滨去观看冰灯、雪景等冬季旅游项目渐成时尚。

但是在旅途中要注意天气的变化,特别是寒冷天气对人体的影响,可能会受到某些疾病的侵袭。在游客中,有些到北方旅游的南方人不容易很快适应户外寒冷的环境;有些人年老体弱,尤其需要防寒、防冻、防滑。冬季在户外旅游,在寒冷的环境中逗留时间过长,不仅会发生皮肤损伤,还有可能引起全身性的疾病,如心脏病、脑中风、流感、慢性支气管炎、冻疮、关节炎等疾病的发病率将明显上升。

为了防止冻伤,注意服装的保暖很重要。最外层的衣服应有防风性,可选呢绒、毛皮或皮革质地的衣服;羽绒服保暖性很好,是冬季旅游的首选服装。内衣要柔软、吸湿、透气,以利保温、干燥。要尽量减少皮肤暴露部位,对易于发生冻疮的部位,有必要经常活动或按摩。冬季旅游,增强自身防寒能力是必不可少的。调整饮食,增加机体代谢,是提高机体产热能力的一种行之有效的方法。冬季旅游者的膳食中,可适当多食用瘦肉类、蛋类、鲜鱼、豆制品、动物肝脏对补充人体热量很有好处。要纠正喝酒取暖的错误观念。

在外旅游,就靠一双脚走路,脚的保健工作也不能忽视。出门要穿柔软合脚的鞋,每晚睡前用热水泡脚,最好泡半小时,以加速血液循环,缓解脚部疲劳。睡时将小腿和脚稍垫高一些,防止下肢水肿,也可自我按摩双腿肌肉和脚心,这样能在旅游中无论行走还是爬山都会感到格外轻快。

手杖是老年人的"第三条腿",因此,平时行走不是很方便的中老年游客外出旅游时,最好带上手杖,可以方便行走,减轻腿脚负担。如果不慎跌倒,不要急于站起,应弄清原因后再作处理,不要因错误的行为延误最佳治疗时机。

五、注意人身安全

外出旅游,安全第一。提高安全意识是确保安全的前提,中老年朋友要时时处处把安全放在首位。在旅游过程中要注意防滑、防跌、防走失、防止出现任何意外事故。乘坐船、快艇等水上交通工具时,要穿好救生衣。乘坐飞机时,要系好安全带,不带危险品或易燃品,全程关闭手机。在国外乘坐旅游车时,不坐在第一排的工作人员专座,因为游客乘坐发生意外时得不到赔偿。上下车要注意防滑、防跌,走路要遵守交通规则。在发生交通事故时不要惊慌,要采取自救和互救,保护事故现场,并迅速向领队、导游及警方报告。

遇到地震、雷雨、台风、热带风暴、泥石流、洪水、海啸、火灾等自然灾害和政治动乱、战乱、突发恐怖事件或意外伤害时,应冷静处理并尽快撤离危险地区。听从带团导游和旅行社的统一安排和调动,及时采取相关的防护措施,不私自脱离旅游团队。在境外可向中国使(领)馆寻求咨询和协助。不接受陌生人的搭讪,防止人身受侵害。尊重所在国家和地区的宗教和生活习俗,避免因言行举止不当引发纠纷。

到海滨游泳时,要有很强的自我保护意识,根据自己的游泳水平,携带必要的救生用品,应在限定的区域内游泳,结伴而行,不私自单独下水,注意风浪,以防溺水事故发生。游泳应注意安全,避开有淤泥的河流和池塘。海水浴会遇到伤害,如鲨鱼、海蛇等,也可能会被尖利的珊瑚、贝壳刺破皮肤而引起感染。

到山区或地形复杂的地方旅游,要做到"走路不看景,看景不走路",注意防滑、防跌。要牢记景区规定的行走路线,跟随导游行进,不要脱离队伍,防止走错路造成迷路。要记住领队、导游和同伴的手机号码,以便在走散时联系。记住旅游车的车牌号码和所在停车场的位置,以防走失后找不到。不要去无防护设施的危险地段游玩,在照相、录像时,一定要注意安全,防止滑倒,在向后退时更要注意脚下,以防滑下山坡、河湖和悬崖。慎重参加有刺激性、危险性的活动项目,量力而行。不到赌场和色情场所消费。

在宾馆住宿时,向前台服务员索取带有该宾馆地理位置和电话号码的卡片,以便外出迷路时使用。夜间自由活动要结伴而行,并告知领队大致的活动范围,不要乘坐无标志的车辆,不要在黑暗处招呼出租车。不要围观交通事故、街头纠纷,不要晚归。在人身受到威胁和伤害时,应立即向当地警方报案,要求警方提供保护,并取得警方的书面证明。

六、避免购物上当

到外地旅游,选购当地的旅游纪念品或土特产品,这是人之常情。只是中老年人在选购时一定要特别留意可能出现的购物陷阱,在旅游景点购物时,一定要小心假冒伪劣产品,以假乱真,以次充好;还要注意缺斤少两,价格陷阱。千万不能贪图小便宜而因小失大,也不能随意听信他人的花言巧语,轻信别人容易上当受骗。

建议中老年人购买土特产时,最好不要在旅游景点购买,要到信誉较好的大型超市或者正规的土特产销售单位购买。尤其需要提醒的是,购买金银珠宝、贵重工艺品时,一定要索要正规发票。一旦发现问题,应及时向旅行社反映,并向当地旅游主管部门投诉,以维护自己的合法权利。

七、保管好财物和证件

注意防盗、防骗、防抢、防打,出门时尽量不要携带贵重物品和大量现金,不要将证件、文件、钱包等重要物品放在易被利器划开的塑料袋中,挎包要放在前面。游客在旅游时,要妥善保管好自己的行李物品,贵重物品和证件最好随身携带。在景点拍照、购物、上洗手间时,应将物品委托同伴看管,不要将东西随便摆放或交给不相识的人看管,以免离开时遗忘或者被别人拎走,给自己带来损失。

进入酒店房间时,要检查房间的设施是否完好,物品是否齐全,如有异常情况应立即告诉服务员或打电话到服务台,让他们来修理或换房间。进出宾馆房间要随时关门锁门,离开宾馆时把钥匙交给总台。不要让陌生人进入房间,接到不明电话要立即挂断。正确使用电器,不要在床上吸烟。

房间里的桌子上或橱柜里有一些物品不是免费供应的,一般情况下不要动用。退房时,一定要检查所携带的行李物品,并仔细察看,主要检查卫生间、抽屉、衣橱、枕头底下等经常放置物品的地方,看看手表、手机、相机、录像机、证件、钱物、首饰、衣物、假牙等贵重物品、证件和小型物品有否遗漏,也不要将房间的遥控器当手机带走。如果车子已经远离酒店后才发现自己的物品遗忘在房间,将会给旅游活动带来不必要的麻烦。①

购物时要保管好自己携带的物品,不到人多、拥挤的地方购物。在试衣、试鞋时,最好请同行的团友陪同和看管物品。购物时不要当众清点钱包里的钞票。

护照、签证、身份证、信用卡、机票、车票、船票及文件等证件和票

---

① 孙新成,吕宝,步国香.旅游观光与健康[M].郑州:河南医科大学出版社,1999.

据,必须随身携带,妥善保管。出国时要将上述证件复印,留一份在家中。在旅游途中遇到有人检查证件时,不要轻易应允,应报告导游或领队。如他们不在场时,要礼貌地请对方出示其身份证或工作证,否则拒绝接受检查。证件一旦遗失或被盗、被抢,要立即报告领队,并向警方报案,同时请警方出具书面证明。出国或出境的游客要向旅游目的地的相关机构申请补发签证,向我国大使馆或领事馆申请补办旅行证件。

八、利用地图

外出旅游,特别是自由活动时,为避免迷路,使用地图是绝对必要的,因此要会看地图。城市的旅游交通图、旅游景区图等多数是按上北、下南、左西、右东的方位绘制的。从周围环境的目标物对照地图,应该大致知道自己的方位。由于地图是将地面观测的实物按一定比例加以缩小绘制成的,将实际长度缩小的倍数,就是比例尺。欲从地图上测量出所在地到目的地的距离,可以用尺量出两点的长度,用比例尺换算就知道实际的距离了。大部分地图有图例说明,用图形、线条等符号表明特殊的地形、地物。地图上还有一些文字和数字等注记,用来标注地图上的地物名称和海拔高度等。

九、掌握简单的急救方法

在旅游过程中,难免会遇到各种各样的大灾小病。为此,掌握一些简单急救方法是很有必要的。

(一)心绞痛

心绞痛是患有冠心病的中老年人,在旅游中过于疲劳,情绪过于兴奋,或是因为客观环境变化太大,如天气骤变,饮食起居严重扰乱而诱使心绞痛发作。有心绞痛病史的患者,出外游玩应携带急救药品。如发生心绞痛后,首先应让其坐下来,不可搬动,并迅速给予硝酸甘油含于舌下,同时服用麝香保心丸或苏冰滴丸等药物,以缓解病情。

(二)心肌梗死

心肌梗死是由于心脏的冠状动脉发生闭塞,使一部分心肌产生缺血性坏死。是患有冠心病的中老年人旅游中最容易得的疾病之一。

主要症状是：心前区或胸骨下疼痛，而且疼痛比心绞痛更为激烈，范围比较广，呈压榨性难以忍受，疼痛的时间比心绞痛长；还会出现休克和心率衰竭。给予硝酸甘油含于舌下后，才能缓解。在旅游途中，如出现心肌梗死病症时，应特别注意现场救护。立即将病人躺下，千万不能急于挪动。症状发作后，如病人休克，应立即使其平卧在床上或地上，严禁搬动；如脉搏消失，应马上进行心肺复苏术，即叩击心前区，胸外心脏按压，口对口人工呼吸，等，并速请就近医院医生前来救治。只有当病人呼吸、心跳恢复后，才能以妥善的方式护送到医院继续治疗，很多心肌梗死病人由于没有得到正确的救护而失去生命。

（三）中暑

盛夏，由于气温及周围物体的温度接近或高于人体体表的温度，使人体汗液的蒸发困难，人体的热量不易散发，过多的热气蓄积在体内，使体温升高，从而造成中暑。其症状是：突然头晕、恶心、昏迷、无汗或湿冷，瞳孔放大，脸色苍白，发高烧，重者还会晕倒。发病前，曾感到口渴头晕，浑身无力，眼前阵阵发黑。发现中暑者，应立即把病人抬到阴凉通风处，躺平，解开衣服，使全身放松，可多喝淡盐水或服用仁丹、十滴水等药。发烧时，可用冷水擦身或冷毛巾包身、煽风驱热，直到体温回降到38℃，否则应继续煽风。如昏迷不醒，可掐人中、合谷等穴位，促其苏醒。严重时应急送医院，否则有死亡的可能。[①]

（四）洗澡时晕倒

在浴室空气不新鲜或闷热时，疲劳、空腹、患有心脑疾病者及年高者，容易使脑一时缺血缺氧。其先兆为头晕、胸闷、心慌、气急、面色苍白、出冷汗、眼前发黑而晕倒。未晕倒前如感到不舒服时，应立即停止洗澡，到新鲜空气处平卧，防跌伤。将晕倒的病人移到空气新鲜处，平卧休息，下肢抬高30度；有条件时可吸入氧气，能促使其苏醒。经上述急救见效不明显，速送医院抢救。

---

① 田万春，等．旅游休闲与健康[M]．北京：中国社会出版社，2006．

（五）骨折

骨折往往由于车祸、撞击、跌伤、滑倒等原因引起。骨折可分为闭合性骨折和开放性骨折两大类。骨折后,出现疼痛、肿胀、皮下发青和活动受限等症状。骨折发生后,应当立即给予固定,以防没变位的骨折再受到力的作用而发生变位,或者变位的骨折折端错动,引起出血和剧痛,导致休克。固定时必须包括骨折处的上下两个关节,其用具可就地取材,如厚纸板、树枝、木板等,都可以用来固定骨折。

其做法是先用软的手纸、棉花等垫在骨头凸起处,以防木板等硌伤皮肤,然后将木板放在骨折肢体的四周,外用绷带或布带包扎。如为开放性骨折,伤口可用消毒纱布或清洁布包扎,外露的骨头不要强行推回伤口内。如果跌伤腰部怀疑有腰椎骨折,抬运时,应使身体保持直伸的体位,将患者抬上担架或用门板抬送,千万不可一个人抱上身、另一个抱下肢。这样做会使腰部弯曲,引起脊髓压迫,造成截瘫。

（六）关节扭伤

关节过猛地扭转、撕裂附着在关节外面的关节囊、韧带及肌腱,就是扭伤。扭伤最常见于踝关节、手腕及下腰部(闪腰岔气)。疼痛、肿起及皮肤青紫、关节不能转动,都是扭伤的常见表现。关节不慎扭伤后,切忌立即搓揉按摩,应立即用冷水或冰块冷敷15分钟,然后用手帕或绷带扎扭伤部位,也可就地取材用活血、散淤、消肿的中药外敷包扎,争取及早康复。

在运动中扭伤手指,应立即停止运动。首先是冷敷,最好用冰。但一般没有准备,可用水代替。将手指泡在水中冷敷15分钟左右,然后用冷湿布包敷。再用胶布把手指固定在伸指位置。如果一周后肿痛继续,可能是发生了骨折,一定要去医院诊治。

（七）鼻出血

中老年人到干燥、多风沙的地区旅游,或在旅游过程中,吃青菜、水果不多,各种维生素摄入量较少,或者用指甲挖鼻,或者患有热性病都能引起鼻黏膜破裂,出血不止。鼻出血后,不要过分紧张,让病人卧倒,把浸过冷水的毛巾放在额上,用药棉蘸醋或明矾水塞鼻,再用热水洗脚,两手高举,很快就可以止住鼻血。或者用手指紧捏两侧鼻翼,用口深呼吸,达到压迫止血的目的。也可以马上用拇指与食指捏脚后跟穴,左鼻出血捏右脚跟,右鼻出血捏左脚跟。

如是高血压引起的鼻出血,可危及生命,须慎重处理。先让患者侧卧把头垫高,捏着鼻子用嘴呼吸,同时在鼻根部冷敷。止不住血时,可用棉花或纱布塞鼻,同时在鼻外加压,就会止住。如用上述方法,仍然血流不止或伴有头昏、发热、心慌等症状,应迅速送医院治疗。

（八）灰沙迷眼

沙尘进眼后常存于角膜或结膜表面,沙尘常随眼球的转动而附在眼皮内(眼睑膜)。患者常有眼痛、异物感、流泪、不能睁眼等表现。切忌揉搓眼睛,以免造成角膜损伤,使角膜发生感染,严重的还会引起角膜穿孔而影响视力。正确的做法是:立即闭上眼睛,用拇指和食指提起和放下眼皮,反复做几次,使用眼泪冲洗,眼球转动,再使病人睁开眼,往往能把异物排出眼外。请人用手指将上、下眼皮向外翻出仔细观看,令病人向下看,若发现异物,可以用冷开水或温水浸湿手帕或棉签轻轻地将其擦去。禁用干布擦拭眼球,以防损伤角膜;取出异物后,用白开温水或生理盐水冲洗眼睛,并滴眼药水(膏)。严重者,眼内异物取不出,应立即送医院。

（九）冻伤

冬季到北方旅游,由于气候干燥寒冷,特别是经过长途跋涉,疲劳又饥饿,躯体散热过多,就很可能引起全身性冻伤或局部冻疮,其中手指、手背、脚趾、脚后跟、耳朵等处最易出现。而预防冻伤的最好方法是使身体适应低温条件,一方面穿衣服要适当,另一方面要防止潮湿。值得注意的是,要经常活动四肢,以免产生肢体麻木或失去知觉的现象。

（十）晕倒昏厥

出现晕倒昏厥时,千万不可随意搬动伤者身体,应首先观察其心跳和呼吸是否异常。如发现心跳、呼吸正常,可轻拍患者并大声呼唤使其清醒,如无反应则说明情况比较复杂,应立即解松患者衣服,使患者头部偏向一侧并稍放低,取后仰头姿势,然后采取人工呼吸和心脏按压等方法进行急救。中暑、虚脱时,病人突然昏倒,不省人事,面色苍白,大汗淋漓。这时,家人或同伴可用大拇指捏压合谷穴2～3分钟,一般会缓解。当遇到中风、中暑、中毒、过敏的病人，突然出现昏迷、呼吸困难、血压下降甚至休克等情况时，可用大拇指尖掐人中穴，往往可起到急救的作用。[①]

（十一）小昆虫钻入耳道

小昆虫，如蚊子会突然钻入耳道，它们在耳内爬动引起耳痛、声响和不安。遇到这种情况，不要用火柴、发卡等伸入耳内掏挖，这样做小虫不易出来，还能发生耳道炎症、破损、鼓膜破裂和中耳炎等。昆虫有喜光的特点，喜欢向光亮处跑。借阳光、灯光、手电光照外耳道，小虫会慢慢出来。或用香烟的烟雾吹入耳道内，使它受烟呛而出。向耳道滴几点香油、花生油、橄榄油，或滴入75%酒精（白酒也可）使小虫溺闷而死，然后夹出。有条件时可向外耳道滴1～2滴乙醚或氯仿液，即刻将小虫麻醉取出来。

---

① 王锘词.老年健康长寿全书[M].长沙：湖南科技出版社，2009.

第八章　网络技术与老年健康促进与管理

随着世界人口老龄化程度的不断加深和互联网影响的不断深入,越来越多的老年人倾向于通过电脑和网络获取新鲜信息,并使网络成为丰富自己退休生活的工具。总体而言,全世界的老年网民在不断增加,并呈现出良好的发展态势。

第一节　老年人网络健康信息需求分析

一、国内外调查统计数据分析

（一）国外调查统计数据分析

韩国的老年人使用互联网的比重在整体网民总数中占有重要地位,超过 77.8% 的韩国人使用互联网,大约 82% 的韩国家庭拥有电脑,81.6% 的家庭拥有宽带。韩国 65 岁以上的老年人约占其人口总数的 11%,但实际上利用互联网查询健康信息的老年人仅为其老年人口的 1.8% ～ 28%,而 20 ～ 40 岁的韩国人中,有约 65.5% 的人通过互联网获取健康信息。这说明,与年轻人相比,韩国的老年人使用网络查询健康信息的意愿不足。

另外,根据美国本地搜索协会中发展分析部门发表的最新研究《本地移动趋势研究》结果显示,通过调查 1058 个智能手机用户发现,69% 的年长"婴儿潮"一代和老年人（54 岁以上的人）在商店里购物时至少会偶尔使用他们的智能手机来查找交易、比价和查看评论。老年人开始习惯于利用网络查询与其生活相关的网络信息,并熟练地将其应用到现实生活当中。

（二）国内调查统计数据分析

根据中国互联网中心发布的《中国社交类应用用户行为研究报告》数据显示,50岁以上的老年人中使用社交网站(如QQ空间)的比重为3.6%,拥有个人微博的老年人占被调查者总数的3.9%,而使用即时通信类应用(如QQ、微信)的老年人占被调查者总数的5.6%。由此可见,老年人对于社交类应用的使用比较积极,社交类应用成为老年人利用网络获取信息的一种方式和途径。

二、老年人健康信息需求分析

老年人的健康信息需求属于其各类信息需求中较为普遍的一种信息需求。老年人由于生理健康状况的下降,对于健康信息的需求更为迫切,其对于健康信息的需求也更加广泛,笔者在大量文献调研的基础上,从马斯洛需求层次理论的角度深入分析了老年人的信息需求,并对与老年人相关的健康信息需求和健康检索主题进行了归纳总结。

（一）老年人健康信息需求的分类

目前学术界关于"健康信息"一词尚未形成统一的概念,但在众多观点中,美国医学图书联盟的论述最具代表性。所谓健康信息,是与大众、疾病及其家属有关的健康咨询,包括医疗、预防、保健、康复、生殖健康、健康教育等内容。对于健康信息需求的具体分类,目前学术界众说纷纭,表8-1是笔者在大量的文献调研基础上归纳的比较有代表性的观点。

表8-1 国内外关于健康信息的分类

序号	时间	作者	分类
1	1994	Polkinhorn	健康信息泛指所谓医疗、保健相关信息,包含医学知识、健康知识,以及与消费者健康服务有关信息等
2	1996	Sangel&Wolf	健康信息的范围是：应该有计划推广的健康促进或预防性健康行为的知识、特殊的疾病或慢性病所需的治疗与服务、医疗救护提供者的硬件设施与各科医学资料及健康保健的相关资料

续表

序号	时间	作者	分类
3	1999	Home	健康信息细分为疾病与药物信息、适应信息、保健与预防医学信息、健康照护与医学伦理信息、身体功能信息五类
4	2001	陈源昌	健康信息分为保健新闻、一般保健、重大疾病、老人保健、妇女保健、男性保健、婴幼儿健康、两性关系、美容保养、体重控制、心理卫生、食品营养、医学新知、另类医疗及医师论著
5	2002	邱培源	健康信息可简单分为"一般性信息"与"就医选择信息";前者具通俗性、广泛性与教育性内涵,后者是民众进行医疗选择及决策之信息,属于情境导向之特殊性需求
6	2008	韩妹	综合以上各种健康信息的定义,可以看出学者关于健康信息的概念多是从广义的范围来界定的,远远超过医学知识的内涵,包括医疗、卫生、营养、保健、疾病、减肥、美容、技术、医疗设施等内容
7	2012	廖韦淳、邱立安、岳修平	健康信息整理归纳为六大类,包括:疾病治疗、饮食营养、运动健身、养生防老、就医诊治、预防保健
8	2012	YongJ.Yi、BesikiSlvilia、LorriMon	消费者健康信息包括预防药物、健康提升、健康状况、卫生保健系统以及和疾病相关的信息,比如症状和治疗等

　　另外,国内外学术界对于老年人常见的健康信息需求也做出了相关研究,详情见表8-2。

表8-2　国内外关于老年人常见的健康信息需求的分析

序号	时间	作者	需求
1	2006	KleinJ.、WilsonK.	日常健康信息指南、特定疾病信息、保健产品购买信息和就医选择问题
2	2007	AlxlulraheemI.S.、FlynnK.E.	营养膳食信息、特定疾病信息(如:慢性病的发病原因和用药情况)
3	2007	高持平	日常保健之常识、各种疾病之知识、饮食和营养
4	2012	李月琳,蔡文娟	疾病信息、医药信息、营养膳食信息

　　本研究根据以上的文献探讨和其相应的研究成果,以及本研究的具体特点,将老年人常见的健康信息需求分为以下五类(见表8-3)。

表 8-3　老年人健康信息需求的分类

分类	注释
特定的疾病信息	病因、症状、诊断、禁忌等
康复治疗信息	治疗方案、替代疗法等
养生保健信息	饮食、运动、体检等
医院就诊信息	医院、医生等
医疗保障信息	医保制度、看护等

对于五大类老年人健康信息需求给出如下具体的解释,并进行举例说明。特定的疾病信息多指与老年人相关的常见病的病因、症状和疾病禁忌等信息,如:高血压患者不应该吃什么等。康复治疗信息指的是老年人相关疾病的具体治疗方案方法、药物使用、替代疗法,如针灸等。养生保健信息指的是老年人养生防老等方面的信息,包括营养膳食、健身运动、身体检查等方面的信息。医院就诊信息则体现在关于某医院或者某类型医院、医生等方面的信息,如治疗糖尿病哪家医院好,等等。医疗保障信息指的是涉及国家医保制度和看护等方面的信息,如合作医疗、老人院等。

（二）老年人常见的健康检索主题

我国进入老龄化社会以来,老年人对于自身健康状况的重视程度越来越高,其自身的医疗保健等方面的健康意识和健康信息需求也日渐增强。计算机的普及和网络深度社会化的进一步推进,也促使老年人对于健康信息的需求越来越强烈,利用网络查询健康信息的现象也越来越普遍。

1. 老年人常见健康检索主题的相关研究

对于老年人常见的健康检索主题,美国"皮尤网络与美国生活项目"早在 2006 年就做出了相关调查。其发布的"网络健康查询"（2006）中将常见的网络健康信息查询主题总结为 17 类(见表 8-4)。研究指出,80% 的美国网民查询过 17 类健康主题中的至少 1 类。

表8-4　网民健康信息检索主题

健康主题	网民检索情况（%）		
	2002 年	2004 年	2006 年
特定的疾病或医疗问题	63	66	64
某种疾病治疗或方案	47	51	51
饮食营养或营养补剂	44	51	49
运动健身	36	42	44
处方药或非处方药	34	40	37
某医院医生	21	28	29
健康保险	25	31	28
替代疗法或药物	28	30	27
抑郁焦躁等精神问题	21	23	22
环境对健康的危害	17	18	22
实验性的治疗或药物	18	23	18
免疫接种或接种疫苗	13	16	16
口腔健康信息	*	*	15
医疗保险或医疗补助	9	11	13
性健康信息	10	11	11
如何戒烟	6	7	9
毒品和酒精问题	8	8	8

在该研究的1990名调查对象中,50～64岁和65岁及以上两组人对于特定的疾病或医疗问题的需求最为强烈,分别占到64%和54%。对于50～64岁的人而言,其排在前五的健康信息需求依次为:特定的疾病或医疗问题、某种疾病治疗或方案、饮食营养或营养补剂、处方药或非处方药和运动健身。同样,65岁及以上的老年人排在前五位的健康信息需求依次为:特定的疾病或医疗问题、某种疾病治疗或方案、处方药或非处方药、饮食营养或营养补剂和运动健身。另外,老年人对于某医院医生、替代疗法或药物、医疗保险或医疗补助等信息的需求度也较高。

2. 健康类网站老年人热门健康主题分析

健康类网站作为为用户提供各类医疗健康信息服务的平台,融合了各种各样的健康资讯和养生科普等知识。网站中的热门标签、贴吧、在线问答、健康论坛等更是真实和直观地反映了用户最为关心的健康信息和健康主题。笔者根据 Alexa 提供的流量排名情况,排除掉其他类型的网站,选取最靠前的五个不同类型的国内健康网站。这五个网站分别是:39 健康网、寻医问药网、飞华健康网、家庭医生在线和快速问医生网,并根据上述功能对各个健康网站的热门健康主题进行了详尽的分析,详情如表 8-5 所示。

表 8-5　39 健康网老人频道热门健康主题分析

相关栏目	热门主题
老人问答 (老年天地最新提问)	腰椎压缩性骨折、感冒、老年痴呆治疗
老人专题	多久换一次内衣、中老年剑拳操大赛、老人健康知识、健康新观念等
老人博客	公立医院改革、眼睛干涩缓解、偏方、冬季起居养生要注意什么、老年人谨防心衰、老年人要提防脑血栓等
老人热文排行	饮食禁忌、防病养生增寿、老年人运动、感冒并发症、关节炎、补钙、饮茶原则等
老人热门标签	老人保健、老人饮食、老人心理、健身、冬季晨跑、散步、气功、太极、失眠、降压药、老年痴呆、老人疾病、高血糖等

由于 39 健康网中专门设置了老年人频道,其为老年人提供的专题和服务则更具针对性。通过表 8-5 我们可以看出,老年人相关的热门检索主题为养生保健、老人饮食、运动健身、老人疾病、老年痴呆等。同时,老年人还关注公立医院改革方面的健康信息。然而,其余四个健康网站则没有针对老年人开设专门的栏目,于是笔者通过深入挖掘和自主筛选的方式,总结与老年人健康相关的检索主题,详情见表 8-6。

表8-6　网站热门健康主题分析

网站	栏目及热门主题	
寻医问药网	有问必答（问题大全）	湖南省长沙市好的骨科、在兰州是怎样治疗腰肌劳损的、老人得了褥疮怎么办、老人患有高血压、静脉曲张、老人牙痛、骨质增生、补钙
	人群热门疾病（老人）健康排行榜	肺气肿、高血压、骨质增生 高血压、失眠、乙肝、糖尿病、骨折
飞华健康网	老人养生（老人）	老人没食欲、老人户外运动、哪五种毒需老人尽快排出、远离老年痴呆、食疗、颈椎病
	问答	老人突发脑出血、老人长期便秘、老人哮喘、老人晚餐食肉、补充钙质、眼睛干涩
家庭医生在线	养生（老人）	是否有骨质疏松、预防血脂高、中医氏寿按3部位、补钙食物、控制糖尿病、预防老年痴呆、营养早餐
	老人热点	皮肤干燥护肤、一种有害家常菜、泡脚水加醋、食盐多的危害
快速问医生网	问答	老人脱水、得了褥疮、行动迟缓、心肌缺血、缺钙、老年痴呆、失眠

以上四个网站均没有开设专门的老人频道，如寻医问药网、飞华健康网、家庭医生在线只是采用在相应栏目下划定"老人"这一群体，因此单个的网站关于老年人的热门主题具有局限性。例如，寻医问药网中仅在热门疾病中分出了老年人这一群体，其热门的检索主题也仅为三种疾病；后两者均是在养生栏目下细分老年人群体，其热门主题则绝大多数与养生相关。

然而，当我们综合两个表格中五个健康网站的热门主题时，则可以做到相互补充、相互参考和相互印证，表8-6结果显示，老年人常见的健康检索主题为骨质疏松、骨折、补钙、老年痴呆、高血压、糖尿病、健康保健、营养饮食等。由此可见，老年人利用网络进行健康信息检索时更多关注的是与其年龄相关的疾病的防治，即为具体的疾病救治和预防。老年人的养生和保健日益被推崇，尤其是在城市退休职工中风靡，越来越多的老年人开始关注养生保健一类的信息。

另外，在百度中键入关键词"老人＋健康＋网站"，搜索结果中排名前五的网站依次为"老人网""99健康网""久久健康网""中国健康网"和"黄昏老年网"。综合五个网站中老年人版块的"热文排行""热点排行""热门标签""贴吧""在线问答""健康论坛"栏目,总结出老年人常见的健康相关检索主题为:高血压、高血糖、骨质疏松、糖尿病、老年痴呆、老人养生、老人饮食、保健品、营养品、养老院等,且对于具体疾病的查询习惯用"是什么原因""怎么治疗"作为提问词。

最后,经过笔者长时间对健康相关网站的调研,发现不同类型的网站对于网络健康信息内容的呈现有不同的侧重,具体说来有以下三个方面:第一,国家相关机构的官方网站对于健康信息内容的发布主要是纲领性的行业法律法规、工作动态、政务信息等;第二,综合类的商业化健康网站(如39健康网)或者门户网站的健康频道(如新浪网的健康频道)则倾向于求医问药、问诊挂号、养生保健等具体的健康信息;第三,专为用户查询个人健康信息的居民健康档案信息系统,则主要是关于居民个人的身心健康过程的规范、科学记录。例如,河南省基于健康档案的卫生综合信息平台,用户可以通过登录名和密码的输入,查询个人健康档案。

3. 百度指数分析老年人常见的健康检索主题

百度作为全球最大的中文搜索引擎,在华人的日常网络信息查询中起着不可替代的作用,百度旗下的百度指数是以百度海量网民行为数据为基础的数据分享平台,是当前互联网最权威、最具代表性的统计分析平台之一,且由于百度指数更加适用于中文关键词的检索和分析,因此笔者选定百度指数进行老年人常见的健康检索主题的分析和总结。

在利用百度指数进行老年人常见的健康相关检索主题分析时,笔者采用了两个步骤:首先,以"老年人""健康"和"老年人+健康"为关键词,查看其需求分布、相关检索词、上升最快检索词、整体搜索指数、人群分布等情况。然后,通过初步的关键词分析和归纳总结,找出与老年人健康相关度较高的检索主题进行关键词的二次查询和分析。采用两个步骤,使得对于老年人的健康检索主题分析更为深入和准确(见表8-7)。

表8-7 百度指数关键词分析

项目	老年人	健康	老年人+健康
需求分布	缺钙、体检表、健康饮食、药物、保健知识、养生保健	39健康网、99健康网、健康725、五行健康操、健康饮食	缺钙、容易发生、骨折、飞华健康网、五行健康操、药物

续表

项目	老年人	健康	老年人 + 健康
相关检索词	老年人脑萎缩症状、老年人补钙、老年人吃什么好、老年人用品、老年妇科病	健康之路、健康生活、健康养生、健康小常识、健康饮食	心理健康、健康生活、健康饮食、健康养生、老年人脑萎缩症状、老年人补钙
上升最快检索词	老年妇科病、老年失眠、老年人食品、老年人健康、老年人养生	体育与健康的关系、谈谈你卫生与健康、心理健康、健康管理、健康养生	健康饮食、健康小常识、健康管理、心理健康、亚健康、健康生活
整体搜索指数（近 30 天）	595	3229	3825
人群分布（50 岁以上）	8%	5%	7%

　　需求分布指的是关键词搜索需求分布信息，帮助用户了解信息的聚焦点、对产品服务的痛点。比如"美女"的热门需求词包括"图片""写真""性感""丝袜""美腿""比基尼"，这说明网民对美女的关注主要体现在这些方面。表 8-7 反映出，在利用百度这一搜索引擎进行搜索时，与老年人相关的健康检索主题多为关于具体的疾病（如脑萎缩、缺钙）、日常生活、饮食、养生等。同时，人群分布显示 50 岁以上的老年人对于"老年人"和"健康"的检索并不频繁，这一现象反映出，不仅是老年人对于"老年人健康信息"的检索较为关注，中年人对于与"老年人"和"健康"相关的信息也有很高的关注度，这些数据说明，当下互联网操作不熟练的老年人，在遇到问题时向身边的亲朋好友求助这一现象具有普遍性。

　　另外，笔者对于前人关于老年人常见的健康信息需求和检索主题研究进行验证，并根据百度指数中"相关检索词"的具体分布情况，选取部分检索词在百度指数中进行二次查询和分析（见表 8-8）。

表 8-8　与老年人健康相关检索词分析

关键词	整体搜索指数（近 30 天）	整体同比增长	人群分布（50 岁以上）
糖尿病	11345	16%	6%
高血压	5955	8%	6%
医生	3129	39%	5%

关键词	整体搜索指数 （近30天）	整体同比增长	人群分布 （50岁以上）
养生	2807	−9%	5%
医院	2004	10%	5%
心脏病	1866	3%	7%
骨质疏松	1451	16%	8%
高血脂	1276	1%	8%
老年痴呆	1001	−1%	7%

综合利用百度指数对老年人健康相关检索词的两次查询结果，我们可以看出，老年人对于医院医生、养生保健、健康饮食和特定疾病尤其是糖尿病、高血压、骨质疏松、老年痴呆等疾病信息更为关注，检索也较为频繁。

4. 谷歌趋势分析老年人常见的健康检索主题

谷歌是世界最大的搜索引擎之一，是全球访问量最大的搜索引擎。谷歌趋势是一个基于用户搜索日志的关键词分析工具，其统计的是用户在谷歌搜索引擎中的关键词搜索情况，因此具有很强的涵盖性和包容性。在对谷歌趋势的利用上，笔者考虑到英文关键词选用的准确性，所以借助中国知网的"翻译助手"功能完成关键词选定，并采用使用频次排在前五名的英文关键词作为检索词。中国知网作为中国的知识资源总库，其资源种类的多样性和全面性以及资源收录量的庞大都是毋庸置疑的。因此，笔者认为其关键词筛选结果更具权威性和代表性。为与百度指数选用关键词和分析方法保持一致，笔者选用了"老年人""健康""老年人健康"三个词作为中文关键词，并同样采用二次查询的方法进一步细分老年人常见的健康检索主题（见表8-9）。

表8-9 中国知网翻译助手中英文关键词对照 Top5

中文关键词	英文关键词	频次
老年人	elderly	5277
	aged	3307
	the elderly	2301
	the aged	1361
	old people	1036

续表

中文关键词	英文关键词	频次
健康	health	51622
	healthy	37293
	normal	8833
	the healthy	4983
	the health	4836
老年人健康	elderly health	11
	health of the elderly	9
	senile health	6
	old people health	2
	health of old persons	0

通过中国知网的翻译助手得到对应的英文关键词之后，依次查看每一个关键词的检索结果。谷歌趋势对于关键词的分析，主要在某一具体关键词的"相关搜索"下的"主题"和"查询"两个方面，"主题"和"查询"下的相关检索词均按照热度排列。

以上结果说明，与老年人健康的检索主题主要为老年人护理、健康保险、临床治疗、医院、心脏病、慢性病等与老年人日常生活切实相关的信息和与日常饮食相关的信息，如健康食谱等。另外，当关键词为elderly, the aged 等时，与其相关的主题均为care，即与老年人相关的护理信息。

经过大量的文献调研和实际调查，我们发现老年人的健康检索主题是健康信息需求的具体的、可视化的体现，是健康信息需求的具体表达，健康信息需求和检索主题是相互对应的关系。据此，综合各国学者和相关机构的研究，以及笔者对五大健康网站和两大关键词分析工具的分析利用，我们发现老年人常见的健康信息需求和检索主题具有高度重合性，具体可以归纳为五个方面（见表8-10）。

表8-10　老年人常见的健康检索主题

常见检索主题	对应检索词
特定的疾病	（高血压、糖尿病、骨质疏松）+（预防、治疗）等
健康饮食	营养早餐、健康食谱、饮食禁忌等
养生保健	运动、气功、太极拳、晨练、养生汤等
医院医生	专科医院、知名医生、专家等
医疗保障	医疗改革、医疗保险、养老院、老人院、看护等

第二节　老年人网络健康信息查询行为研究

一、网络健康信息查询行为研究

(一)网络健康信息查询行为影响因素研究

影响网络健康信息查询行为的因素研究一直都是网络健康信息查询行为研究的重要组成部分。在对相关研究内容总结的基础上,将影响网络健康信息查询行为因素归纳为两个方面:个人因素和社会因素。

个人因素主要包括个人基本人口学特征(如性别、年龄、种族等)、社会经济学特征(如受教育程度、收入等)、情感态度因素和心理因素(信息素养能力等)。社会因素则包括网络健康信息质量、人际交往(患者的人际关系、医患关系等)、社会支持等。以下做具体描述。

1.人口学特征

年龄方面,研究表明:网络可以改变部分老年人对医疗专业人士的依赖,开辟了一条获取健康信息支持的新渠道。越来越多的老年人倾向于通过网络查询健康信息,具体体现在:老年人的健康意识比其他人强,他们关注疾病信息、医药信息、营养膳食信息等,健康信息的有效搜索行为有助于提高健康指数,并帮助个体层面应对愈发严重的老龄化问题;对青少年而言,网络已经成为获取医疗信息的主要来源。

2011年,张洪武等选取17个健康主题的关键词,利用百度指数分析重庆用户特点及其对关键词的关注度,通过网络用户信息查询行为分析发现,男性比女性更关注或者更愿意在网上查找健康管理、体检、癌症(肿瘤)、职业病、生殖健康、妇幼保健和慢性病等健康主题的相关知识。

健康状况方面,Bundorf 等学者表明,相对于较健康人群,慢性病患者更有可能获取电子健康信息;未入保险并患有慢性病者,比私人保险者更可能搜索健康信息。此外,到日常看病的保健所花较长时间的个人更可能通过网络进行健康沟通,有健康信息需要的人群和在获取医疗机构保健服务方面存在重要障碍的人群更可能会通过网络获取相关的健康信息。

2. 社会经济学特征

受教育程度、经济收入等都是影响用户信息查询的重要因素。2007年，Stephen A. 利用美国健康信息国家趋势调查数据统计分析发现，年轻、受教育水平和收入较高的人群更可能通过网络查询健康信息。在韩裔美国人中，受教育程度、收入高的用户更喜欢从网络获取健康信息，并能更好地查询和利用高质量的健康信息。但医生或医学专业人士是韩裔美国人认为最可信的信息来源。

2013年，王镒在前人研究成果的基础上，运用问卷调查法、SPSS分析法和结构方程模型进行实证研究。研究发现，学历和收入与网络健康信息获取行为关系很密切；在现实生活中健康信息需求满意度越低，网民通过网络获取健康信息的行为就越积极；同时网络信息需求得到满足，网络互动越频繁，风险感知度越高，网民会更加积极地获取信息。

其他因素，白人年轻女性比黑人年轻女性和西班牙裔年轻女性更多地使用网络获取健康信息，并更倾向于查询声誉和性传播疾病方面的信息；城市和郊区的用户比乡村的居民更倾向于以互联网为查询健康信息的来源。

3. 心理因素

心理因素包括用户的健康信息知识、信息查询经验、认知能力等。用户的网络信息素养能力包括医学知识、信息检索和整合能力、人际沟通技能等能力，其能力的高低会影响其对信息的获取或利用，即用户的网络信息素养能力越高，则越倾向于通过网络获取和利用健康信息。Mehret 等调查发现：大部分健康相关网站需要较高水平阅读能力，信息素养较高的人群容易获取健康信息，但这在一定程度上阻碍了信息素养较低的人群对信息的获取及评估。

Shelia 的研究证明，认知与心理障碍影响公众或患者的网络健康信息获取与运用能力。Raleigh 研究表示，癌症患者对健康信息以及参与医疗决策的期望程度能够影响其健康信息查询行为的强度。

4. 网络健康信息质量

网站信息质量是影响用户获取健康信息的重要因素之一。网站信息质量主要是指网站信息的真实性和可靠性,网站信息的质量越高,则用户越倾向于通过该网站获取健康信息;反之,则通过该网站获取健康信息的用户就越少。用户在利用网络查询健康信息时,主要是来源于普通网友或网上专业医疗卫生人员,因而对这些健康信息质量的评价也会影响他人健康信息查询行为,由权威机构对这些健康信息进行认证与评价也变得至关重要。因此,关于网络健康信息质量的评价也是相关领域、学者研究的热点之一。

（二）网络健康信息查询模型研究

以上为网络健康信息查询相关实践研究,在理论方面,本节主要介绍网络健康信息查询模型。国外众多学者从不同学科角度出发,对网络健康信息查询行为基础理论进行研究分析,并在此基础上建立模型框架。本书根据各个理论模型的研究侧重点不同,划归为网络健康信息查询动机、网络健康信息查询过程、网络健康信息查询行为影响因素三种类型。以下做简要描述。

1. 侧重于网络健康信息查询动机

（1）健康信息网站使用模型

如图 8-1 所示,通过验证,发现除了"需求满足""行为态度""感知行为控制"对健康信息网站使用行为起到了决定性作用,"过去经历"确实可能会影响个体未来的网络健康信息查询行为是积极还是消极的。

（2）网络疾病信息查询行为模型

Yim 和 Park（2010 年）在其发表的 *Seeking Disease In formation Online in South Korea*（《韩国在线寻求疾病信息》）一文中,在技术接受模型基础上,引入感知信息的可信度、感知的健康风险和健康意识等概念以拓宽该模型,构建了关于受访者网络疾病信息查询行为的模型框架,如图 8-2 所示。

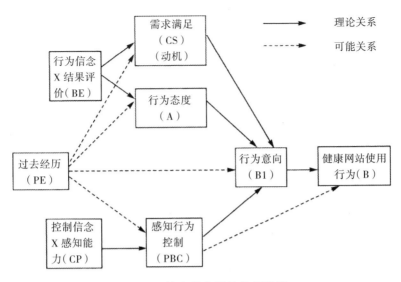

图 8-1 健康信息网站使用模型

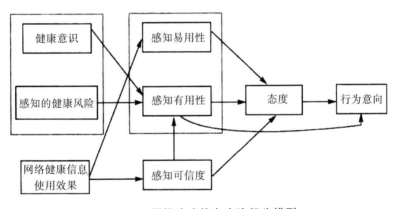

图 8-2 网络疾病信息查询行为模型

2. 侧重于网络健康信息查询过程

1989 年 Freimuth 研发了健康信息获取模型（HIAM），该模型详细描述了个人健康信息查询行为过程。

3. 侧重于网络健康信息查询行为影响因素

（1）网络健康信息查询行为通用模型

1997 年，为研究癌症信息查询者信息渠道的选择倾向，Johnson 等学者共同研发了信息查询行为通用模型（Comprehensive Model of

Information Seeking，CMIS）。这是学术界迄今为止最有影响力的健康信息查询行为模型之一。

（2）Marton 网络健康信息查询行为框架

2011 年，为研究妇女网络健康信息查询行为的影响因素，Marton 在 Johnson 模型的基础上构建了网页信息查询行为理论框架，如图 8-3 所示。该模型认为个人特质与情景因素、感知的网络渠道特征以及社会人口学特征是影响妇女网络健康信息查询行为频率的三大主要因素。

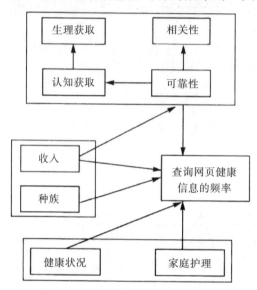

图 8-3　Marlon 网络健康信息查询行为框架

（3）网络健康信息获取行为概念模型

2013 年，Tabassum 等以美国大型调查问卷数据为信息源，以前人研究成果为基础建立一个概念模型，如图 8-4 所示，并以 SPSS 和结构方程模型为工具进行实证研究，探索影响网民健康信息获取行为的因素。

虽然各种健康信息查询行为模型都存在一定的局限性或不足，但是为后来者研究健康信息查询行为理论奠定了坚实的基础。本书在借鉴国外网络健康信息查询行为模型的基础上，以老年人健康信息检索行为实验、访谈和问卷调查分析结果为根本，建立了针对我国老年人网络健康信息查询行为特征的模型。

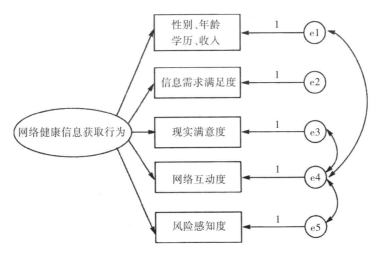

图 8-4　网络健康信息获取行为概念模型

二、国内外研究趋势

根据检索得到网络健康信息查询行为研究的相关文献分析,国外学者对于网络健康信息查询行为研究非常重视,其相关理论和实践研究已经趋于成熟,就研究对象而言,多以公众、患者和医疗卫生的专业人员为研究对象,且选择慎重,多为国家重大项目的调查对象的部分成员,具有全国代表性。对于研究内容,除了网络健康信息查询行为的概念、理论、模型研究,还包括对网络健康信息需求和查询动机、网络健康信息查询的影响因素、网络健康信息查询的渠道选择和利用、网络健康信息质量与评价等方面的研究。近几年,国外对网络健康信息查询研究趋势如下。

（一）网络健康信息查询影响因素研究是重要组成部分

网络健康信息查询行为影响因素是国外学者研究的重点之一。个人特征,如年龄性别、身体健康状况、受教育程度等;社会因素如社会支持网络、网络健康信息质量等都对用户网络健康信息查询行为有着不同程度的影响,显示出用户在利用网络查询健康信息的差异,包括用户信息需求层次的差别,查询结果是否满足其需求,以及用户后续的网络健康信息利用情况等。因此,国外很多学者对网络健康信息查询行为的影响因素进行研究。

（二）网络健康信息查询渠道研究增强

研究者对网络健康信息查询渠道的研究，包括传统健康信息查询渠道如医疗人员、电视、期刊图书等与网络查询渠道对比；网络途径包括浏览健康网页、在线咨询医生等。随着社交媒体的兴起和智能设备的普及使用，研究者开始关注社交媒体或虚拟社区中以及智能设备应用下用户健康信息查询行为。

（三）特定疾病的网络健康信息查询行为得到重视

国外学者们逐渐重视关于特定疾病的网络健康信息查询行为的研究，比如疾病患者逐年增加，越来越普遍的癌症、糖尿病等相关信息查询行为，还有研究员对慢性疼痛、癫痫病、精神病等特定疾病患者的网络健康信息查询行为进行了研究。

第三节　老年人网络健康信息查询的主要路径

通过对老年人获取网络健康信息的渠道进行调查，发现可以将我国老年人网络健康信息查询的主要渠道分为以下几个类别：第一类是通过搜索引擎或者导航网站的老年人服务查找或浏览网页健康信息，如百度的老年搜索；第二类是通过浏览具体的网络健康信息门户网站获取所需网络健康信息，如 39 健康网；第三类是通过访问具体的老年人信息门户网站获取所需网络健康信息，如喜乐乐网；第四类是利用图书馆的网络健康信息数据库服务；第五类是利用新媒体，如微信、微博和移动应用获取网络健康信息。

一、老年人搜索引擎

目前具有代表性的老年搜索引擎包括美国的 Cranky 和中国的百度老年搜索。Cranky 由 Web 门户 Eons.com 为 50 岁以上的老人开发，

2007 年 1 月 9 日在美国发布。据 Eons 宣称,开发团队在正式推出服务之前,曾经做了大量的调查统计工作,制定了符合老年人搜索习惯和检索排布的规则,这款新的搜索引擎每页生成的结果较少,并可以根据结果和老年互联网用户的关联程度进行排序。

（一）资源建设情况

百度老年搜索的资源列表主要分为三个版块,最上方为搜索框,支持手写输入,用户可以直接通过鼠标移动来输入汉字;中间版块列举了 15 个常用网站,包括天气预报、电视节目、北京时间、股票查询、基金净值、外汇牌价、地图、黄历和医院查询等老年人可能常用的生活服务类网址;最下方也是占据最大页面的版块,提供了分类导航,包括名站、新闻、音乐、游戏、听书、视频、曲艺、书画、花鸟、养生、社区和理财等与老年人生活息息相关的网站类别。[1]

百度老年搜索提供了老年人日常生活中可能需要用到的网站推荐和分类,与一般的网站导航相似,与百度的其他产品保持了一致的风格。就百度老年搜索提供的资源内容来看,涵盖了老年人生活、娱乐、健康和理财等各个方面,但并非针对老年人健康信息的专业搜索渠道。

（二）系统搜索功能

鉴于老年人在计算机使用和信息检索方面可能存在的问题,百度老年搜索为老年用户提供了帮助手册,并用蓝色突出显示。帮助手册里面包含了电脑及网络常识、常见的用户使用问题、对老年搜索的简单介绍和其他相关问题等内容,但并没有从检索方式和策略上对老年用户进行指导。

百度老年搜索支持关键词搜索和分类浏览这两种检索方式,在输入框可以通过键盘打字或者移动鼠标手写输入关键词进行搜索,支持"与""或""非"等布尔逻辑连接词和空格、/、+、－等检索符,支持拼音检索,且根据拼音提示联想出关键词供用户进行相关反馈,但没有高级检索和截词检索;导航首页字体和搜索框均比普通网页所采用的大,以便老年人进行分类浏览。

关键词检索的结果列表的字体可调节为大、中、小三种型号,默认为

---

[1]　张立平.中老年健康管理指南[M].北京:人民军医出版社,2011.

大字体显示,可以让老年用户在浏览相关检索结果时更加便捷,易于进行选择和反馈:如果用户点击检索结果进行跳转,则恢复一般字体。

在百度老年搜索进行分类浏览检索时,可以点击各类别网站列表后面的"更多〉〉"来浏览该类别下收录的所有相关网站。分类浏览检索可以在不用用户进行任何输入的情况下,通过鼠标点击实现目标网页的一次或多次跳转,对于不会使用计算机的老年用户来说更为简单,但是其缺陷也是很明显的,因为每个类别下收录的网站都是有限的,没有收录在导航中的网站则不能通过分类浏览检索到。

二、健康类网站

对于老年互联网用户来说,健康信息无疑是他们最为关注的信息类型之一,在健康网站中建设老年人服务频道,既是大多数健康类网站的现实关注点,也是其未来的发展趋势。

(一)资源建设情况

网站流量统计可以从用户使用角度衡量网站受欢迎程度,指标更客观,是网站排行、网站调查、专家评比等方面的重要参考指标。美国亚马逊公司的 Alexa 网站提供的网站流量监测和排名是目前最权威的第三方流量统计工具,以 Alexa 提供的流量排名为依据,排除掉其他类型的网站,选取最靠前的 5 个不同类型国内健康网站,分别是 39 健康网、寻医问药网、飞华健康网、家庭医生在线和快速问医生网,详见表 8-11。

表 8-11　Alexa 中国流量排名前五的健康类网站

网站	健康网站排名	网站总排名	简介
39 健康网 www.39.net	1	29	提供各种疾病诊疗信息、医药新闻资讯、健康保健以及医学知识普及、医学专家咨询方面的健康信息服务
寻医问药 www.xywy.com	2	43	为医生、患者提供相互交流的平台,唯一为寻医患者搭建在线咨询的医疗网站
飞华健康网 fli21.com.cn	3	103	为网民提供健康、营养、保健、美容、常见病诊治、医生和医院推荐、医疗等健康信息服务
家庭医生在线 family doctor. com.cn	4	164	拥有 9 位院士为首的 90 余位医学权威组成的专家顾问团,由 300 余位一线临床专家组成的医学委员会,知名大学及其附属医院等医疗资源的健康门户网站

网站	健康网站排名	网站总排名	简介
快速问医生 120ask.com	5	266	健康生活在线问答平台,有任何健康问题可以得到全国各地的专业医生和网友的解答,是良好的医患交流平台

以表8-11中的5个健康类网站为代表分别进行使用和体验,从下面4个方面对其资源建设情况进行分析,详见表8-12。

网站收录,就是与互联网用户共享网址。将网站首页提交给搜索引擎,网络爬虫就会光顾这个网站,且每次抓取网页时都会向索引中添加并更新新的网站。网站收录从网页数量上反映了一个网站的资源建设总体情况。不同的搜索引擎对同一个网站可能有不同的网站收录,下面选取百度收录作为这五个健康类网站的主要参考标准。

导航分类,就是网站首页导航条上面提供的分类标准和分类数目情况。健康类网站的导航分类即体现了该网站建设资源时的知识组织方式,对用户访问该网站时的指导作用也是非常明显的。

专题版块,就是网站内以某一个主题为中心进行编排的知识单元。导航分类一般有相应的分类标准和习惯,而专题版块则可以突出优势资源,而且各个专题版块之间不需要严格的知识组织框架。

移动应用,就是网站是否提供在手机上使用的应用。健康类网站的移动应用可以反映健康类网站在移动互联网方面的资源建设情况及其发展概况,对健康类网站的未来发展具有十分重大的意义。

表8-12　典型健康网站的资源建设情况

网站	百度收录	导航分类	主题版块	移动应用
39健康网	213339	2个分类标准:内容和科室;2个分类结果:诊疗、药品、保健、新闻和名医等;5个一级类目与38个二级类目;19个科室类目	18个主题:新闻、功能、名医在线、健康问答与论坛、妇科疾病、男科疾病、糖尿心血管、肿痛、药品器械、中医、心理频道、美容整形减肥、保健饮食、健身减肥瑜伽、女性频道、男性频道、育儿频道、老人频道	2个: 39健康、 39问医生

续表

网站	百度收录	导航分类	主题版块	移动应用
寻医问药	2693246	按功能分为 10 个一级类：查疾病、查症状、找检查、找专家、有问必答、三甲医院、找药品、闻康商城、查咨询、海外医疗	4 个主题：专家频道、疾病专题、按身体部位查疾病、热门问题和搜索	1 个：问医生
飞华健康网	13589137	按照功能分类：就医助手、服务和资讯 3 个一级类和 28 个二级类	14 个主题：功能、今日推荐、症状查询、疾病专题、大家在问、医院与医生、药品、医药资讯、热门品牌、新闻、两性、育儿、养生、整形	2 个：飞华 WAP、官方微信
家庭医生在线	5372284	按对象和功能分为 12 个一级类和 32 个二级类：女 / 男人、疾病、用药、健管、体检、论坛、柯大夫、疾病库、症状库、新闻等	10 个主题：新闻资讯、品牌专区、健康管理、疾病诊疗、健康生活、生儿育女、健康时尚、家医互动、疾病症状、医院医生库	25 个：家庭医生在线、育儿、家庭医生综合等
快速问医生	1 亿 3565 万	3 个分类标准：科室、弛区和疾病；3 个分类结果：15 个、6 个和 22 个一级类	11 个主题：咨询医生、答案、药品、整形美容、搜索、健康专题、常见疾病问题、医院频道、网友经验分享、药品专区等	2 个：快速问医生、Win8 官方微信

根据表 8-12 的统计数据可以初步得出以下几个结论：网页数量与分类数量基本上呈正比例相关关系，网站网页数量越多，分类层次越深、类目数量越大，但类目多少与分类的科学性关系未明，并非分类类目越多则该网站的分类越科学；网站分类和专题版块略有重复现象，如快速问医生的按科室分类和按疾病分类导致较多的重复类目；在移动应用的表现上，家庭医生在线和快速问医生表现积极，开发了针对不同应用平台的多种移动应用，其中微信公众号成为模拟即时通信的重要方式，但并未实现真正的即时通信，而是在微信平台上将网站内容进行加载。

（二）系统搜索功能

1.39 健康

对检索框进行了双重整合,检索框上方整合综合搜索、疾病搜索、药品搜索、医院搜索和医生搜索,检索框右方整合检索框和问医生,选择不同的搜索有不同的默认相关提示词;在疾病检索中,检索结果指向疾病百科,且可以在疾病百科界面中实现二次搜索,二次搜索范围包括疾病搜索、检查搜索和手术搜索,疾病百科的搜索结果可以根据身体部位、科室、首字母和关键字进行筛选;在药品搜索中,检索结果指向药品通,可以在药品通界面中实现二次检索,且可以通过下拉列表进行中西药、保健品、中药材和家用器械的分类搜索,药品通的检索结果可以根据药品品牌和药品类型进行筛选、根据价格和评价进行排序;在医院检索和医生检索中,检索结果指向就医助手,就医助手可以搜索疾病、医生和医院;综合搜索又名 39 健康搜,则整合了疾病百科、药品通和就医助手的反馈结果,且保持了首页搜索的 5 个分类搜索,在检索结果列表的左边有全部、文章、专题、问答这 4 个分类,默认为全部;在上述任何一个检索中输入关键词,点击问医生检索,则跳转至 39 问医生,跳转后的页面为自动生成的咨询表单,且可以在 39 问医生的搜索框内进行提问或者搜索;网站推荐发帖子咨询医生,也提供在线窗口咨询。

2. 寻医问药网

对检索框进行整合,将综合、疾病、问答、专家、医院、药品这个检索类整合到同一个搜索框,用户可以在这 6 个类别中自由切换,针对不同检索有相应的检索提示,如在综合检索中的提示为"您可以找医院、找专家、找药品",在疾病检索中的提示为"请输入疾病名称";在检索结果列表中,可以看到复用了整合搜索框,搜索技术为网站自有,只能在本站中进行检索,检索结果主要来自寻医问药网自建的疾病百科和已有的问答帖,网页右边有固定版块显示所搜索疾病的常识;检索结果列表末尾各有 1 次药品和 1 个医生推广链接,网站推荐发帖子咨询医生,而在医生诊室里提供在线窗口咨询。

3. 飞华健康网

首页为单独搜索框,框内显示内容为"大家都在搜",在检索结果列表中,将检索进行了综合、两性、新闻、症状、疾病、医院、专家、药品、药企、问答的分类,共计 10 个类别,默认综合搜索,选择不同的检索类别,同一检索词得到的检索结果来源不同;搜索技术由百度提供,检索可设置项包括搜该站或搜全网、全文搜索或标题搜索、全部时间或 1 小时内或 1 天内或 1 周内或 1 个月内、默认相关性排序或按时间排序;可通过发帖提问、电话咨询医生。

4. 家庭医生在线

网站首页的搜索利用下拉框整合综合、资讯、柯大夫等共 10 个类别,搜索框旁边有推荐搜索词,在首页搜索未输入检索词则不能点击搜索按钮;家庭医生在线搜索与寻医问药类似的整合搜索框,共整合了综合、资讯、疾病、症状、医生、医院、药品、器械库、柯大夫、WHY 共计 10 个类别,并在搜索框下方详细列举了除综合之外的其他 9 个类别的进一步分类或展示信息,有助于用户进行浏览发现、对检索过程有一定的参考价值;检索结果列表可根据上述 10 个类别进行筛选。

5. 快速问医生

单独检索框,检索提示被网站宣传语替代;搜索技术由百度提供,可设置搜该站和搜全网;检索结果列表中,将检索进行了问答、药品、整形美容、疾病症状的简单分类,检索结果主要来自快速问医生网站上的问答帖;可通过发帖提问、电话咨询医生。

从检索功能的简单对比来看,39 健康网的检索方式较多,针对不同的检索内容有不同的检索方式,检索划分较为明确,且搜索技术均为自有,比其他 4 个健康网站的系统搜索功能更强。健康类网站的搜索功能也在不断地完善之中,如家庭医生在线在调查时间范围内,前后的检索功能就有变化,检索方式和界面都更加友好,可见健康类网站的系统检索功能也需要持续的关注和调查。

参考文献

[1] Gary J.Kennedy.老年心理与精神保健指南 [M].李君,等,译.北京:中国轻工业出版社,2003.

[2] 安力彬,孙皎.老年护理读本 [M].北京:学习出版社,2017.

[3] 曹福荣,刘德谦.金色之旅 老年人旅游认知与准备 [M].北京:高等教育出版社,2013.

[4] 曾强,陈垦.老年健康服务与管理 [M].北京:人民卫生出版社,2020.

[5] 陈露晓.老年人心理卫生与保健 [M].北京:中国社会出版社,2009.

[6] 陈熙熙.体育健康旅游发展研究 [M].北京:北京日报出版社,2015.

[7] 陈雪萍,徐红岗.老年志愿服务手册 [M].杭州:浙江大学出版社,2016.

[8] 程文斌.老年健康与长寿 [M].北京:知识出版社,1987.

[9] 方红,张尊祥.中老年人心理保健 [M].北京:金盾出版社,2004.

[10] 冯晓丽.中国社会福利协会养老服务指导丛书 老年健康管理师实务培训 上 基础知识 [M].北京:中国劳动社会保障出版社,2014.

[11] 高溥超.老年健康长寿食谱 [M].合肥:安徽人民出版社,2000.

[12] 高善兴,王吉荣,等.中老年健康长寿顾问 [M].北京:金盾出版社,2002.

[13] 郭嘉.中老年人健康生活知识 [M].合肥:合肥工业大学出版社,2010.

[14] 郭清,黄元龙,汪胜.老年服务与管理概论 [M].杭州:浙江大学出版社,2015.

[15] 郭秀君,李嫦英.老年保健丛书 老年家庭护理 [M].南京:东南

大学出版社,2016.

[16] 韩先芹,董同宝.老年人服务与管理概论 [M].北京:外语教学与研究出版社,2018.

[17] 郝建.大健康引领 大数据驱动 大旅游助推 开辟乌当融合发展产业升级新路径 [M].成都:西南交通大学出版社,2018.

[18] 浩云涛,冯敏,高景利.医疗器械安全知识读本 [M].北京:中国医药科技出版社,2017.

[19] 胡英娣.老年人心理与行为 [M].北京:海洋出版社,2017.

[20] 贾君.新农民健康知识读本 [M].南京:江苏科学技术出版社,2012.

[21] 申晋波.基于结构方程模型的我国 70 岁以上老年人体质评价标准研究 [D].苏州大学,2019.

[22] 蒋泽先,王共先.旅游与健康 [M].世界图书出版西安公司,2006.

[23] 靳士英.老年健康长寿小百科 [M].北京:人民军医出版社,2001.

[24] 李瑞瑜,任小华.老年健康管理 [M].太原:山西人民出版社,2012.

[25] 李鑫生.中老年心理保健 [M].北京:华艺出版社,1992.

[26] 李彧钦.老年服务与管理概论 [M].北京:中国财富出版社,2018.

[27] 廖联奎.中老年健康长寿必读 [M].北京:中国科学文化出版社,2013.

[28] 刘世梁,许贵林.广西典型滨海湿地景观生态健康评价与旅游可持续发展 [M].北京:海洋出版社,2017.

[29] 刘晓红,葛楠.社区老年人疾病预防及健康管理手册 [M].北京:知识产权出版社,2014.

[30] 刘娅.老年营养读本 [M].北京:学习出版社,2017.

[31] 申晋波,张林,马渊源.基于 CiteSpace 国际老年人体质健康研究计量学分析 [J].中国老年学杂志,2021,41（23）:5225-5229.

[32] 卢岗,谢英彪.老年保健丛书 老年心理保健 [M].南京:东南大学出版社,2016.

[33] 罗书练.健康旅游手册 [M].北京:人民军医出版社,2005.

[34] 麻宝斌 . 老年公共政策读本 [M]. 北京：学习出版社,2017.

[35] 高曾伟,易向阳,高晖 . 中老年旅游 [M]. 上海：上海交通大学出版社,2012.

[36] 毛富强,李振涛 . 老年心理保健问答 [M]. 北京：中共中央党校出版社,2006.

[37] 梅旭辉 . 全民健康安全知识丛书 药品安全知识读本 [M]. 北京：中国医药科技出版社,2017.

[38] 申晋波,张林 .70 岁以上老年人体育锻炼与健康体适能相关性研究 [J]. 体育科研,2020,41（06）：87-93.

[39] 孟羽贤 . 中老年健康管理手册 [M]. 哈尔滨：哈尔滨出版社,2011.

[40] 潘孝富 . 社区老年人心理健康服务体系建构研究 [M]. 北京：知识产权出版社,2019.

[41] 沈旭慧 . 老年健康知识读本 [M]. 上海：上海交通大学出版社,2019.

[42] 时艳琴 . "银发无恙"老年健康管理顾问 [M]. 北京：北京科学技术出版社,2016.

[43] 孙新成,吕宝,步国香 . 旅游观光与健康 [M]. 郑州：河南医科大学出版社,1999.

[44] 申晋波,张林 . 我国 70 岁以上老年人体质增龄特征研究 [C]//. 第十一届全国体育科学大会论文摘要汇编 .2019：3902-3903.

[45] 陶红亮,徐山 . 细说中老年健康长寿 202 个细节 [M]. 上海：上海科学技术出版社,2015.

[46] 田万春,等 . 旅游休闲与健康 [M]. 北京：中国社会出版社,2006.

[47] 王伯军,殷祯岑 . 感悟生命 夕阳更红 老年生命教育读本 [M]. 上海：复旦大学出版社,2017.

[48] 王崇一 . 老年健康长寿之道 [M]. 北京：人民军医出版社,1999.

[49] 王海玲,顾勇 .360 度中老年健康管理手册 [M]. 北京：化学工业出版社,2017.

[50] 王贵平,张庆,万忠晓,申晋波,张林 . 瑜伽对健康女性青年炎症反应及血管内皮功能的急性影响 [J]. 中国运动医学杂志,2020,39（10）：764-771.

[51] 王锴词 . 老年健康长寿全书 [M]. 长沙：湖南科技出版社,2009.

[52] 王小同,诸葛毅,俎德玲 . 乡村振兴讲堂 老年健康管理 [M]. 杭州：浙江大学出版社,2021.

[53] 魏太星 . 老年保健指导丛书 生命篇 [M]. 郑州：河南科学技术出版社,1984.

[54] 吴丹 . 老年人网络健康信息查询行为研究 [M]. 武汉：武汉大学出版社,2017.

[55] 许存和 . 高原旅游健康必读 [M]. 北京：中国医药科技出版社,2013.

[56] 杨奇美 . 健康与旅游 [M]. 哈尔滨：哈尔滨工程大学出版社,2018.

[57] 杨振东 . 中老年健康长寿 100 讲 [M]. 北京：中央民族大学出版社,1998.

[58] 吴艳萍,雷园园,申晋波,王武年 . 不同运动方式对 T2DM 患者血糖控制及并发症危险因素的影响 [J]. 中国老年学杂志,2022,42(09)：2165–2169.